颈 椎 病

主　编　刘焰刚　姜光涛
副主编　李爱儒　陈　红　焦家利
　　　　张宝和
编　委　石　宁　王安健　陈保安
　　　　江乐阳　张　楠　介礼国
　　　　齐　琪　蔡　健　樊煌辉
　　　　唐　静

中医古籍出版社

责任编辑　孙志波
封面设计　陈　娟

图书在版编目（CIP）数据

颈椎病/刘焰刚，姜光涛编．-北京：中医古籍出版社，2005.4
ISBN 7-80174-319-9
Ⅰ．颈…　Ⅱ．①刘…②姜…　Ⅲ．颈椎-脊椎病-防治
Ⅳ．R681.5
中国版本图书馆 CIP 数据核字（2005）第 033674 号

中医古籍出版社出版发行
（北京东直门内南小街 16 号　100700）
全国各地新华书店经销
北京金信诺印刷有限公司印刷
850×1168 毫米　32 开　5.5 印张　100 千字
2005 年 5 月第一版　2012 年 10 月第二次印刷
印数：4001~6000 册
ISBN 7-80174-319-9/R·318
定价：12.00 元

前　言

随着人们生活及工作习惯的改变，颈椎病的发病率正在逐年升高并趋向年轻化，成为临床常见病。严重影着人们的生活质量及工作、学习能力。

本文作者积二十余年临床医疗、教学及科研经验，详细介绍了有关颈椎病的病因病理、临床症状及防治原则，旨在颈椎病的早发现，早治疗并正确治疗方面，给人们提供更多的帮助，并为推拿临床医师提供有益的参考。

颈椎病虽然发病率高，症状复杂，但只要经过及时、准确地治疗及正确的功能活动锻炼，基本上可以达到临床治愈甚至解剖学治愈。

目　　录

上　篇　颈椎病及其防治

中　篇　与颈椎病相关的解剖学知识

下　篇　容易与颈椎病混淆的颈部常见病

上篇

颈椎病及其防治

一、什么叫颈椎病？（颈椎病的定义）

颈椎病又叫**颈椎综合征**，是由于颈肩部肌肉劳损，颈椎间盘蜕变（膨出或突出），颈椎骨质增生及颈项部韧带劳损后继发的肥厚或骨化、钙化等原因，刺激、压迫或影响了与之相邻的血管（主要是椎动脉）、神经（主要是脊神经及迷走神经）、脊髓以及食道及气管等，影响了其正常的生理功能，从而引发出一系列肌肉、韧带、血管、神经、脊髓等临床症状的综合证候群。

临床上根据其病理变化的不同，又可细分为**功能性颈椎病与器质性颈椎病**两大类。

1. 功能性颈椎病

多发于30岁以前（最小可见于12岁左右），以在校学生、办公室（电脑操作）人员、出租车司机等长期从事低头伏案类工作者居多。由于长期、持续的低头伏案姿势，造成颈后部肌肉、韧带劳损，张力下降，进而引起颈椎生理曲度的改变（变小，消失或反向成角），从而影响椎动脉向脑部供血，出现椎－基底动脉供血不足症状：**轻度常见头昏头沉，思睡（老想睡觉，像没睡醒）；中度可见头晕、头痛、失眠、多梦、记忆力下降、注意力不集中、视物模糊不清及耳鸣等；重度可出现胸闷、心悸（心慌）、恶心、呕吐，甚至昏厥（暂短性）。**

此类患者的主要病理变化是颈肌劳损后引发的颈椎

生理曲度变小、消失、反张（弓）或反向成角，从而导致椎－基底动脉向脑部供血不足而引发症状，并无其他任何器质性改变（如骨质增生、椎间盘突出等）。因此多数是可逆的，经过及时、有效地治疗及必要的、正确的功能锻炼，是完全可以治愈的。

2. 器质性颈椎病

多发于40岁以后，多是在功能性颈椎病的基础之上，因为对疾病缺乏足够的认识与重视，未进行及时、有效地医治，逐渐发展、演变而来。它是在颈部肌肉、韧带劳损的基础之上，逐渐出现颈椎间盘膨出或突出，颈椎骨质增生，颈部前、后纵韧带肥厚或骨化、钙化等，从而刺激、压迫或影响了与之相邻的血管（椎动脉及颈内动脉）、神经（脊神经及植物神经）、脊髓、食道、气管等，引发了一系列错综复杂（或较单纯）的临床证候群。

此类患者的病理变化如椎间盘膨出或突出，颈椎骨质增生，韧带肥厚或骨化、钙化等，多是不可逆的，因此难以彻底根治（是指消除膨出与突出，消除骨刺，消除韧带骨化与钙化而言）。但却可以有效地改善、减轻或消除各种临床症状（指各种自觉不适感如疼痛、麻木、窜痛、感觉迟钝或过敏，或头痛、眩晕、失眠、心慌等），达到临床治愈。

二、颈椎病是怎么得的？（颈椎病病因）

引起颈椎病的原因错综复杂，但归纳起来主要有以下5点：

- 颈椎病病因
  - 慢性劳损引起
    - 不会枕枕头
    - 长时间低头
  - 颈部急性损伤失治、误治引起。
  - 颈部手术、骨折、脱位之后失养引起。
  - 年老生理蜕变引起
  - 受寒

1. 颈部慢性静力性损伤（劳损）引起

主要表现为不会枕枕头及不正确的工作与生活姿势，占颈椎病发病率的50%以上。

（1）不正确地使用枕头

不会枕枕头是引起颈椎病的最常见病因之一。睡觉休息时枕头放置的位置不正确、枕头的高度不合理、枕头的形状不合适以及不枕枕头等均可引发颈椎病。因为人们在日常工作与生活中，头颈部经常处于前屈姿势，肯定会引起颈肩后部肌肉、韧带的疲劳，因此在休息及睡眠时，应该尽量使颈后部肌肉、韧带完全放松，消除疲劳。这就要求枕头必须放置于颈后而不是脑后（后脑勺）。只有以此为支点且高度合理，才能在休息时真正使颈肩后部肌肉、韧带完全放松，消除疲劳。否则，不但不能有效地消除疲劳反而有可能加剧这种疲劳，一旦当这种疲劳超过肌肉、韧带的耐受程度，就会出现轻微损伤（慢性牵拉伤），局部水肿、渗出，产生无菌性炎症。从而表现出局部肌肉僵硬、酸胀、疼痛不舒等自觉不适感。此时若合理调整并及时给予治疗，这些水肿、渗出会完全吸收、消散，不造成其他损害。但在多数情况下，人们常因症状轻微未引起足够重视或误认为是正常的疲劳而未予理睬，致使其水肿、渗出未能完全吸收、消散，反而继发纤维化、粘连，从而引起颈后部肌肉的张力及弹性下降，功能受损。继而导致颈椎生理曲度变小、消失或反张甚至反向成角，直接影响椎动脉向脑部供血，诱发椎－基底动脉供血不足而导致功能性颈椎病发生。此外，颈肌功能受损后，对椎间盘的支撑与保护作用下降，诱发椎间盘膨出或突出，椎体骨质增生及前、后纵韧带钙化，导致器质性颈椎病的出现。

(2) 不正确的工作、生活姿势与习惯

不良的工作、生活、娱乐姿势与习惯是引起颈椎病的常见原因之二。人们习以为常的打麻将、织毛衣、在床上看书或躺在沙发上看电视，学生长时间写作业，电脑工作人员长时间上网，驾驶员长途驾驶以及从事类似性质的工作，长时间的低头伏案姿势使颈后部肌肉、韧带处于被牵张状态，当这一牵张达到生理耐受需求期时(一般为 30 分钟左右)，机体便会产生疲劳感或酸胀、僵硬、疼痛等不适感。此时即应迅速调整体位、改变姿势，并应主动反向用力使肌肉收缩，消除牵拉，避免造成慢性静力性损伤而产生无菌性炎症。此时若不改变姿势，当这一持续牵张力超过肌肉及韧带生理承受极限时(指时间，一般为2小时左右，积极主动的锻炼可使其相对延长，而从不锻炼可使其相对缩短)，便会造成肌肉、韧带损伤，引发无菌性炎症。同样因症状轻微未引起重视或以工作繁忙为借口疏于治疗，则可继发机化，粘连，导致颈肌功能受损，诱发颈椎病。

2. 颈部肌肉、韧带的各种急性损伤失治、误治引起

颈部肌肉、韧带的各种急性损伤失治、误治是引起颈椎病的第二类原因。人们在日常工作与生活中，不可避免的会发生这样或那样的颈部扭伤如遭遇汽车急刹车、跌仆摔倒、运动员动作失误等，由于动作性质特殊，力量常较大、突然且疏于防范，致使颈部被动运动过大，超出肌肉、韧带的生理许可范围（指长度与重量），引起肌肉、韧带附着处的急性牵拉伤，局部水肿、渗出，产生无菌性炎症（力量过大时，甚至可以直接损伤椎间盘，引起其膨出或突出)。此时若不及时治疗，或治疗不彻底，或方法不正确，或未采取任何治疗措施，其水肿、渗出很难自行吸收、消散，反而极易继发机化、粘连，使颈部肌肉、韧带功能受损，椎间盘受压增加，诱发颈椎病（错误治疗更可怕)。

3. 颈部骨折、脱位、手术等术后必需的外固定引起

颈部骨折、脱位及手术后必需的外固定是引起颈椎病的第三类原因。在颈部骨折、手术、脱位的同时，颈部软组织不可避免的会有不同程度的水肿、渗出或出血，为机化、粘连提供了足够的物质基础；又因术后所必需的外固定，使颈部运动相对减少或暂时完全丧失，致使颈部缺乏平素的各种正常生理活动，血液循环相对缓慢，不利于这些水肿及出血的吸收、消散，反而为粘连提供了必需的外部条件。二者相合（有水肿、出血及缺乏适当的功能运动），导致颈部肌肉、韧带粘连，功能受损，诱发颈椎病。而术后正确、适时的功能训练可减轻或消除这一损害；但若训练不得法，则于事无补或有可能加重损害。

4. 生理退化引起

正常的生理蜕变是引起颈椎病的第四类原因（器质性颈椎病多由此而起）。随着年龄的增长，生理蜕变在所难免。这种蜕变首先从肌肉开始，表现为力量不足，功能下降；其次是椎间盘出现膨出或突出；继而出现骨质增生，或前、后纵韧带骨化、钙化等。因为正常的肌肉功能除具有收缩力，能使脊柱（颈段）完成前屈、后伸、左右侧屈、环转及旋转等功能活动，维持脊柱的生理平衡外，还具有一定的弹性与张力（支撑力），能够稳定脊柱的正常高度，减少外力及自身重力对椎间盘的挤压。生活中可以发现，当人们收缩肌肉伸直脊柱时，身高会略有增加，此时椎间隙相对较宽，椎间盘承受的重力挤压力相对小；但随着年龄的增长，肌肉逐渐萎弱无力，这一支撑力日趋下降，使椎间盘承受的生理性与外力性压力逐渐增大，从而出现蜕变。椎间盘自身缺乏血液供应，是人体生理上蜕变最早的组织之一，蜕变主要表现为髓核不断脱水，内压下降及纤维环不断出现裂隙并增多、加大，束缚力下降。两者相合，使椎间盘出现整体高度下降，直径增宽并向外膨凸的趋势，即椎间盘膨出；严重时，髓核可自纤维环的裂隙中向外溢出，形成椎间盘突出，这一生理蜕变可引发一系列的病理改变。

（1）膨出与突出向后，可直接刺激、挤压位于其侧后方的脊神经或正后方的脊髓，引发脊神经及脊髓症状。

（2）椎间盘整体高度下降后，使颈椎整体长度变短（颈椎间盘总长度占颈部总高度四分之一），从而使椎动脉相对变长而出现阶段性隆凸，血运受阻，出现椎-基底动脉供血不足症状。

（3）椎间盘蜕变后，椎间隙变窄，椎间孔亦随之变小，容易直接刺激、压迫从孔内穿过而出的脊神经，引发脊神经症状。

（4）椎间隙变窄后，颈椎钩突关节及椎间关节间隙相对变小，摩擦增加，诱发骨质增生。骨质增生后，脊柱颈段失稳，出现侧弯，从而使脊神经受到牵拉，椎动脉受到扭转而出现脊神经与椎动脉症状。关节失稳后，颈部肌肉、韧带会受到来自于脊柱自身的不间断地牵拉以维持脊柱的内外平衡，从而诱发或加剧颈部肌肉、韧带的劳损，出现炎性反应、肥厚或骨化、钙化。

(5) 椎间盘纤维环向外膨出后，挤压前、后纵韧带，使其受到持续性挤压，局部水肿、渗出，产生无菌性症状。又因这一刺激是长期存在的，所以不但不容易吸收、消散，反而极易继发机化、粘连（肥厚），甚至可骨化、钙化，形成骨赘及骨桥。而肥厚、骨化或钙化后的韧带，又可因其占位而刺激、影响与之相邻的（前部）食道及会厌部，（或后部）椎管而引发一系列临床症状。

5. 受寒

（颈部）受寒是诱发颈椎病的外部条件之一。因为局部受寒后血液循环相对缓慢，神经敏感性下降，肌肉容易出现不协调收缩，容易出现轻微损伤而水肿、渗出。而受寒后的水肿、渗出又不易排出反而易于继发机化、粘连，引发颈椎病。

三、颈椎病会有哪些自觉病状？（颈椎病临床表现）

颈椎病之所以叫颈椎综合征，提示出其自觉症状的复杂多样性，这些自觉症状既可以单一出现，亦可以同时出现；这些症状既可以来源于颈部肌肉、韧带损伤自身，又可以来自于颈部血管、神经、脊髓等受到刺激与压迫之后。在临床上为诊断、治疗方便，通常按其主要自觉症状的不同加以分型：

颈椎病
- 颈型
- 神经根型
- 椎动脉型
- 植物神经（交感神经）型
- 脊髓型
- 会厌及食管受压型
- 混合型

1. 颈型颈椎病

又称局限性颈椎病，神经根后支型颈椎病，颈肌劳损型颈椎病等等，多属功能性颈椎病范畴。其主要病因是低头过久后引起的颈肩部肌肉劳损，紧张、痉挛的颈肩部肌肉刺激、压迫脊神经后支引起，这些神经以枕下神经、枕大神经、第三枕神经、第四至八颈神经后支及副神经（第十一对脑神经）为主。涉及的肌肉主要包括斜方肌、竖脊肌颈、胸段等。其表现常为一侧或两侧颈肩部肌肉僵硬、酸胀、疼痛不舒并多伴有沉重、寒凉感。这些症状既可以表现在1条肌肉，又可同时出现于多条肌肉。这些症状在低头伏案过度时（如长时间玩麻将、操作电脑、织毛衣、驾车、陪床等）最易出现。起病时症状多较轻微，痛点少，经过休息及自我调整后多能自行缓解，症状期一般不超过1周，常被误以为是正常的疲劳（正常疲劳亦因同样原因引起，但经过睡眠、休息及自我调整后即可完全消失，一般不超过3天）。此时若不及时采取适当措施，则症状会逐渐加剧，表现为痛点增多，程度加重，症状期延长，缓解期（无症状期）变短，常被误认为是经常反复的“落枕”或久治不愈的“落枕”。病状严重时，可出现持续性僵硬、酸胀、疼痛不适并伴沉重、寒凉感等。压痛点多出现在风池、天柱、风府、颈夹脊、肩井、肩中俞、肩外俞等腧穴。并常可触摸到紧张、痉挛的斜方肌上束、中束。症状典型时，上述压痛点可触摸到条索状或结节状阳性发应物。其头痛范围多表现在枕后（枕下神经、枕大神经、第三枕神经支配区）及脑后（即颅后窝，上三对颈神经脊膜支支配区）。此时颈椎生理曲度已有变化但较轻，尚未影响椎动脉向脑部供血或虽有影响但仍在可代偿范围内，暂时未出现椎－基底动脉供血不足症状。是颈椎病中最轻的一型，也是其他各型颈椎病的基础。此时若给予足够重视并及时、准确、有效地治疗，本病可迅速痊愈。但在临床上多数患者常以工作太忙没时间为借口或因症状尚轻未影响正常工作与生活为理由而不予理睬，延误最佳治疗时机，致使其向其他型颈椎病发展、转变，从而由功能性向器质性发展。

2. **椎动脉型颈椎病**

在颈型基础上发展、演变而来。①可因颈肌劳损后引发的颈椎生理曲度改变引丘。因为颈部肌肉具有维持颈椎正常生理曲度的作用，当颈部肌肉严重损伤时，功能下降，颈椎生理曲度亦随之变小、消失或反张直至反向成角，直接影响位于横突孔内的椎动脉向脑部供血，从而出现椎-基底动脉供血不足症状（功能性颈椎病）。②亦可因颈椎间盘蜕变（膨出或突出）后椎间隙变小，椎动脉相对变长隆凸及钩突关节骨质增生后引起脊柱颈段侧弯，椎动脉受到扭曲、牵拉导致（器质性颈椎病）。轻者常见头昏、头沉、似没睡醒而老想睡觉（嗜睡）；中度则见头痛、眩晕、失眠、多梦、注意力不集中、记忆力下降、视物模糊不清、耳鸣；重度可见卒然昏仆(晕倒)、不省人事但移时即醒（暂短性脑缺血发作）。此型与颈型多归属于功能性颈椎病范畴，以在校学生、办公室工作人员（IT人士)、驾驶员等30岁以下长期从事低头伏案类工作者居多，可治愈。

当然，椎动脉型颈椎病亦可因椎间盘膨出或突出、颈椎骨质增生等原因引起，则当归属于器质性颈椎病。

应当注意的是，椎动脉型颈椎病的头痛是因脑供血不足引起，触摸不到，属颅内痛；而颈型头痛是神经受刺激引起，可以触摸到，是头皮痛。

3. 神经根型颈椎病

即在颈型（神经根后支型）颈椎病的基础之上，又出现神经根前支症状。多因颈肌损伤后局部水肿、渗出，继发的机化、粘连及椎间盘突出与膨出，颈椎钩突或关节突骨质增生等原因刺激、压迫相应的脊神经根引起。表现为脊神经颈丛或臂丛相应神经支配区出现麻木、疼痛、放射痛（窜痛)、感觉减退或感觉过敏等皮支（感觉）症状以及出现肌肉力量下降，病久可出现肌肉萎缩等肌支（运动）症状。从而表现出临床上摸物（如水杯）易碰倒，持物易滑落，甚至上肢部分功能丧失（如不能主动外展）等具体表现。这些症状在夜间睡眠时及在骑自行车时（单一姿势过久）最易出现，咳嗽、打喷嚏，或在坐车遭遇颠簸震荡时最易诱发或加重。症状较轻时，疼痛、麻木及放射痛多为短暂性，在改变体位或主动活动颈部及上肢时可暂时减轻或消失；病情严重时，上述症状多为持续性，主动活动颈部时症状不减轻有时反而会加剧，并多数能找到引起症状加重时的角度。

由于颈部脊神经的分支较多，支配区各不相同，所以其出现症状的区域及类型亦不同。当颈丛受到刺激时，症状多出现在枕侧、耳周、颈侧、锁骨上窝部枕小神经、耳大神经、颈横神经、锁骨上神经支配区；严重时可以影响膈神经而出现呼吸受阻、呃逆等膈肌症状。当臂丛神经受到刺激与压迫时，感觉症状与运动症状主要表现在肩背部及上肢部，简而言之（详见中篇基础知识部分），当肩胛背神经受刺激时，症状多出现在脊柱两侧及肩胛缝（即肩胛提肌及菱形肌）；当肩胛上神经受刺激时，症状多出现在肩上部（冈上肌及冈下肌）；当肩胛下神经受刺激时，症状多出现在肩下部（肩胛下肌、大圆肌）；胸前神经受刺激时，症状多出现在胸前（胸大肌及胸小肌）；胸长神经受刺激时，症状多表现在胸侧壁（前锯肌）；胸背神经受刺激时，症状多表现在肩胛下（背阔肌）；腋神经受刺激时，症状多出现在肩外部（三角肌、小圆肌）；肌皮神经受刺激时，症状多出现在上臂前侧（肱二头肌、喙肱肌、肱肌）；尺神经受刺激为主时，麻木、疼痛、窜痛等感觉障碍多出现在第四、五指，运动无力多表现在尺侧腕屈肌及腕伸肌尺侧半、小鱼际肌群；桡神经受损时，感觉症状多出现在手背桡侧2/3区及桡侧2个半手指近节背面的皮肤，肌肉无力多出现在肱三头肌、肱桡肌、桡侧腕长伸肌；正中神经受损时，感觉症状多出现在手掌桡侧2/3区及桡侧3个半手指掌面的皮肤及背面远端两节的皮肤，运动无力多出现在大鱼际。临床应仔细检查，以防误诊、漏诊。

值得注意的是，颈椎病引起的脊神经症状以单侧出现者居多，虽可双侧同见，但程度多不对称，出现的时间亦多一早一晚，否则应考虑其他神经科疾患及内科疾患，如神经根炎、糖尿病等。

4. 植物神经紊乱型颈椎病（又称交感神经型颈椎病）

病因同椎动脉型颈椎病，多是在椎动脉型颈椎病的基础之上，又出现植物神经系统功能紊乱的症状。临床常见有咽干咽痒、说话嘶哑，或胸闷、心慌、气短，或食欲不振、消化不良、恶心呕吐，或腹胀、便秘，或烘热、多汗、烦躁易怒等综合证候群，亦有人表现出血压不稳，血糖不稳或轻度升高（即糖耐量下降）。以上各组症状既可单独出现，也可同时显现。在临床上，具有这些症状的患者多先就诊于心血管、消化、耳鼻喉等科室，当系统检查后未发现能解释其上述症状的病变后，应考虑颈椎病。

在脊神经上分布有交感神经交通支，这些交感神经的节后纤维分别分布到头颈、躯干及四肢的血管、汗腺、立毛肌，以及瞳孔开大肌、泪腺、唾液腺、肠道平滑肌，肝、胆、胰、脾、肾、肾上腺等。其中由颈上、颈中、颈下神经节发出的节后纤维参与组成颈心神经，分布于心脏。除此之外，位于延髓的迷走神经背核发出的迷走神经（副交感神经）亦分布于上述各脏器。每一个脏器均受到交感神经和副交感神经的双重支配，交感神经兴奋时，心率加快、腺体分泌减少、平滑肌蠕动减慢；而副交感神经兴奋时，心率减慢、腺体分泌增多、平滑肌蠕动加快。交感神经与副交感神经相互配合，相互协调，调整着心率、平滑肌蠕动速度及腺体的分泌水平。当颈肌劳损、颈椎间盘膨出或突出、颈椎骨质增生等原因引起颈椎生理曲度变化、椎动脉供血严重障碍时，可直接或间接影响到副交感神经中枢的功能活动，从而出现副交感神经功能相对较弱而交感神经兴奋性相对较强的植物神经系统功能紊乱症状，详见中篇基础部分。

5. 脊髓型颈椎病

多因颈椎间盘膨出或突出，颈椎骨间嵴骨质增生，后纵韧带及黄韧带肥厚、骨化、钙化等原因引起的椎管狭窄，刺激、挤压脊髓而致，是颈椎病中最为严重的一种。其临床上除可出现颈型、神经根型、椎动脉型、植物神经型症状外，又伴有脊髓受压症状，具体表现为：

（1）胸、腰部或下肢出现束带样感（有捆绑感）。

（2）单侧或双侧下肢乏力，走路没劲儿，甚至跛行，脚落地时足下有踩棉花感（没跟儿），不能走直线（走路时偏向一侧）。

（3）患者下肢生理反射（膝反射及踝反射）亢进，上肢生理反射（肱二、三头肌反射）减弱。

（4）患肢出现病理反射（巴氏征阳性或霍夫曼氏征阳性等）。

（5）X 光可见椎间隙变窄，CT 及 MRI（核磁）提示有椎间盘膨出或突出，或有骨间嵴骨质增生，或有后纵韧带、黄韧带肥厚及骨化、钙化后引发的椎管狭窄、硬膜囊受压或脊髓受压等。

以上 5 条均具备时，亦应考虑其症状是否因颅内或脊髓内其他病变引起。

6. 会厌及食管受压型颈椎病

多因前纵韧带骨化、钙化后引起的骨赘占位，直接刺激、压迫会厌（或喉返神经）或食道引起。前者多表现为咽痒，说话有别扭感或声音改变。后者多表现为吞咽时有异物感或别扭感，但不会引起梗阻。

应注意与中医梅核气及西医食道癌等相鉴别，颈椎侧位 X 光可协助确诊，发病率较低。

植物神经型颈椎病同样可出现咽部不适症状，系咽部喉返神经功能障碍引起，两者症状相似，但病因不同。

7. 混合型颈椎病

以上各型症状混合在一起，不便具体区分。临床上以神经根及椎动脉混合型、神经根与植物神经混合型较多见。

颈椎病肯定会具有上述任何一种证型的临床症状，但具有上述症状时，不一定都是由颈椎病引起，应注意鉴别，以防误诊。

四、颈椎病的诊断依据与鉴别诊断

颈椎病肯定会具备上述七型之一的临床症状，但临床具备上述症状时，不一定都是颈椎病。要想确诊是否患有颈椎病，必须有足够的证据支持，主要证据有：

诊断依据：
- 症状
- 体征
- 实验室检查

（一）症状（主要来自于病人主诉）

具备上述各型颈椎病其中之一的症状。

言外之意，当患者仅有 X 光提示有骨质增生或有 CT 与 MRI 提示有椎间盘膨出或突出、硬膜囊受压等而无临床症状时，不能确诊为颈椎病（当属潜在病患，应高度引起重视，防止其发展、演变成颈椎病）。影像学检查在伤科疾病诊断中有时仅有临床参考价值而不属于唯一的确诊指标。因为在椎间孔与脊神经之间，在横突孔与椎动脉之间，在椎管与脊髓之间，都有一定的空隙存在。当增生的骨刺及突出的椎间盘尚未超出这一间隙时，机体仍在可代偿范围内，不会引发临床症状。临床上常常可见到有颈椎生理曲度改变及轻度骨质增生而无任何临床症状的情况。但是，本着疾病早发现、早预防、早治疗的原则，此时即应高度引起重视，养成良好的工作及生活习惯，积极地加强颈部肌肉功能锻炼，防止其发展、演变成为颈椎病（此种影像学观点仅限于颈椎病、腰椎间盘突出等软组织损伤类疾病，不能延伸至其他内脏病）。

（二）体征（由医生检查得到）

1. 颈旁压痛敏感点

在颈旁（多位于夹脊穴），可找到明显的阳性反应物或压痛敏感点，刺激、压迫此点可诱发或加重症状（而施力得当则可减轻症状或有舒适感）。

2. 相应的检查支持

（1）椎间孔挤压试验（+）

患者正坐，医者双手相合置于患者头顶，加压后使患者作颈部前屈、后伸、左右侧屈及旋转运动，诱发或加重症状为阳性。适用于神经根型、椎动脉型、脊髓型颈椎病。

此机理在于，头顶加压后使颈部椎间隙相对变窄，

更容易使脊神经、脊髓、椎动脉等受到刺激及压迫，从而诱发或加剧症状。（咳嗽、打喷嚏或遭遇颠簸震荡后症状加剧即同此理）

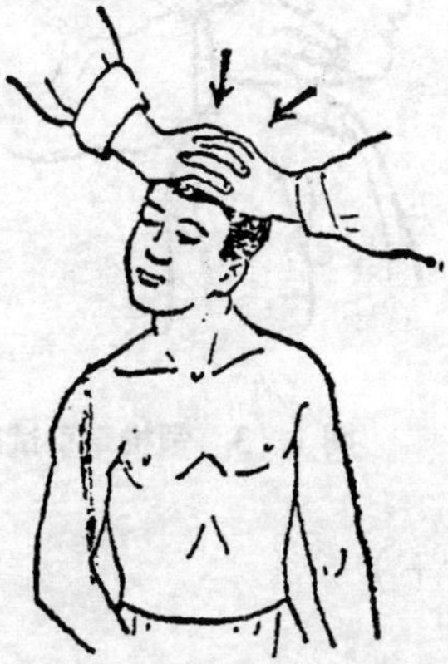

图 1－1　椎间孔挤压试验

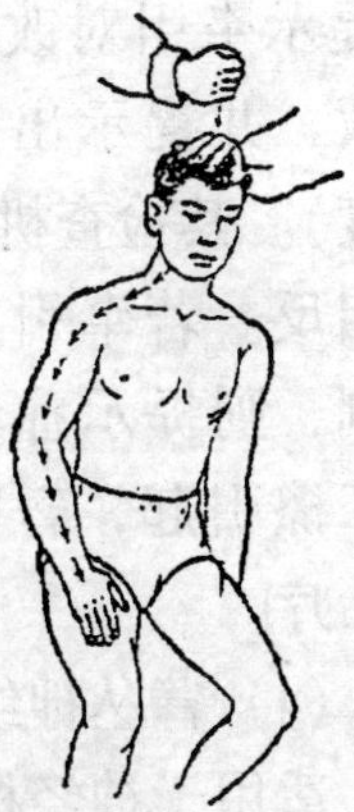

图 1－2　叩顶试验

(2) 叩顶试验（＋）

患者正坐，医者一手以掌置于患者头顶，另一手握拳适力叩击按压在患者头顶的手掌，诱发或加剧症状为阳性。此检查机理同椎间孔挤压试验，但动作相对急剧，容易诱发椎间盘膨出或突出（临床时有发生），应慎重使用。（椎间孔挤压试验用力相对均匀，检查机理相同，但安全系数高）

(3) 颈椎牵引试验（＋）

适用于神经根型、椎动脉型、脊髓型颈椎病。

患者正坐，医者一手托扶患者枕后，另一侧前臂弯曲，以肘部托扶患者颌下，两侧同时缓慢用力向上提端患者头颅并不断改变方向，症状减轻或消失者为阳性（提示症状系颈部受压引起，且提示牵引对改善患者症状有效，并提示出适宜的牵引角度）。其检查机理与叩顶试验相反。若牵引后症状反而加剧，则提示症状系神经受到摩擦引起，暂时不适宜牵引治疗。

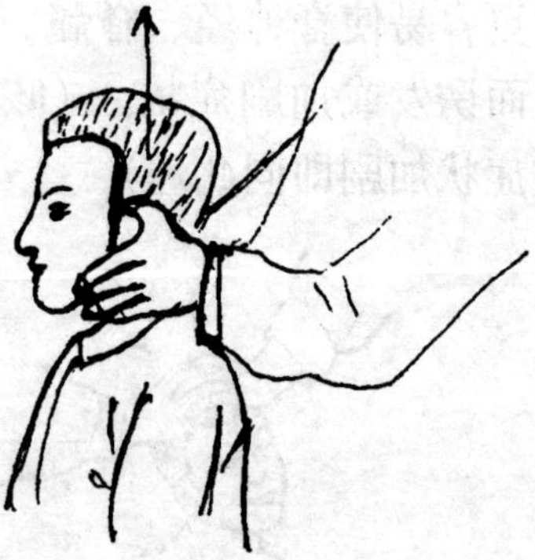

图 1-3　颈椎牵引试验

（4）臂丛神经牵拉试验（+）

适用于神经根型颈椎病。

患者正坐，医者一手握紧患者伤臂手腕部，另一手推按患者肩部或颈侧，两侧同时反向用力拔伸牵拉，诱发或加重臂丛神经症状者为阳性。其机理在于，牵拉上肢后使关节间隙增大，臂丛神经相对绷紧，容易与刺激物发生摩擦而出现症状。

（5）生理反射

神经根型颈椎病可见上肢生理反射减弱，下肢生理反射正常；脊髓型颈椎病可见上肢生理反射减弱，下肢生理反射亢进。

1）上肢生理反射包括

①肱二头肌反射

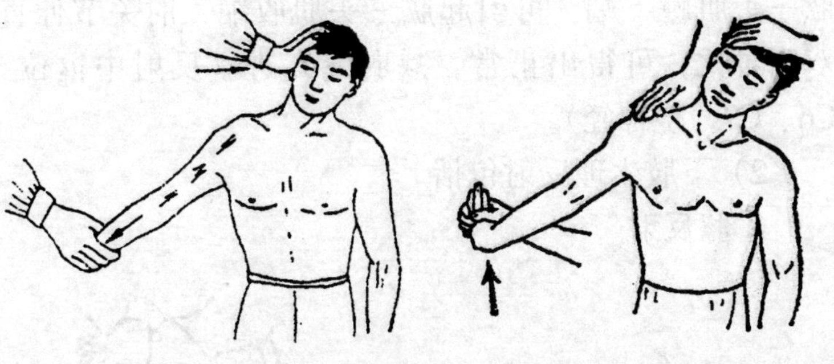

图 1-4　臂丛神经牵拉试验

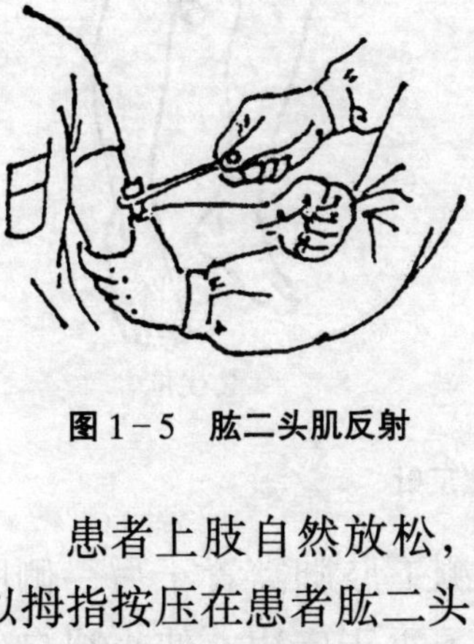

图 1-5　肱二头肌反射

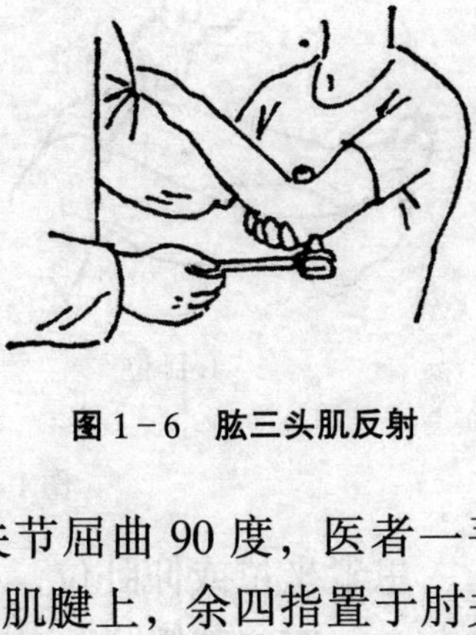

图 1-6　肱三头肌反射

患者上肢自然放松，肘关节屈曲 90 度，医者一手以拇指按压在患者肱二头肌的肌腱上，余四指置于肘关节下方托扶肘关节（医者上臂托扶患者前臂）；另一手以叩诊锤叩击按压在肱二头肌肌腱上的拇指，可引起肱二头肌收缩，肘关节屈曲。双侧对比，可得出正常、减弱或亢进（其反射中枢位于 C5、C6，肌皮神经）。

②肱三头肌反射

患者肘关节半屈曲，前臂置于医者前臂之上，自然放松；医者一手托扶患者肘关节，另一手以叩诊锤叩击肱三头肌腱下端，可引起肱三头肌收缩，肘关节伸直。双侧对比，可得出正常、减弱或亢进（反射中枢位于C6、C7，桡神经）。

2）下肢生理反射包括

①膝反射

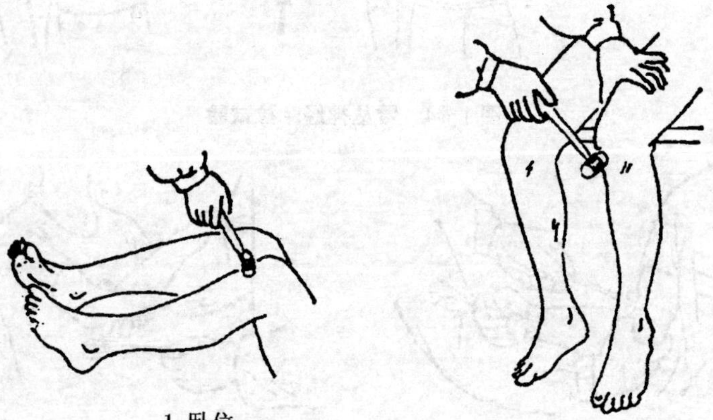

1. 卧位　　2. 坐位

图 1－7　膝反射

患者坐位或仰卧位，被检测下肢腘窝置于另一侧膝关节上（跷二郎腿样）或自然下垂于床边，使小腿自然下垂，足悬空；医者以叩诊锤适力叩击髌韧带处，则股四头肌收缩，引发伸膝运动。双侧对比，得出正常、减弱或亢进（反射中枢位于 L2～L4，股神经）。

②踝反射

患者仰卧，被检测髋、膝、踝关节微屈，使大腿外展外旋；医者左手轻推患者足掌，使其微背屈；右手以叩诊锤适力叩击跟腱,可引起小腿三头肌收缩,足跖屈。双侧对比,可得出正常、减弱或亢进(反射中枢位于L5～S1,坐骨神经)。

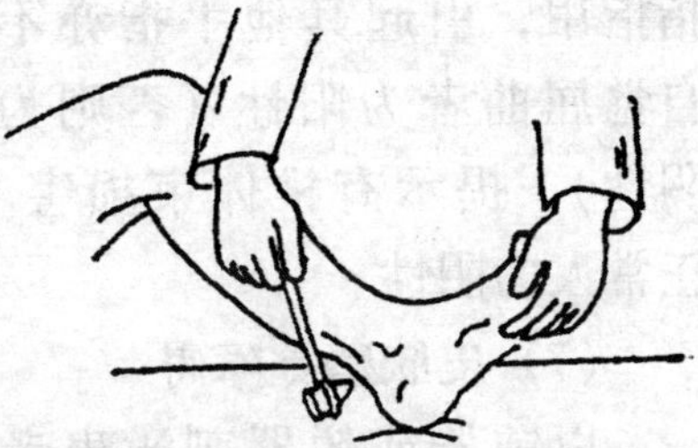

图1-8　踝反射

(6) 病理反射

当患有脊髓型颈椎病时,可出现病理反射

①巴彬斯基(BABINSKI)氏征

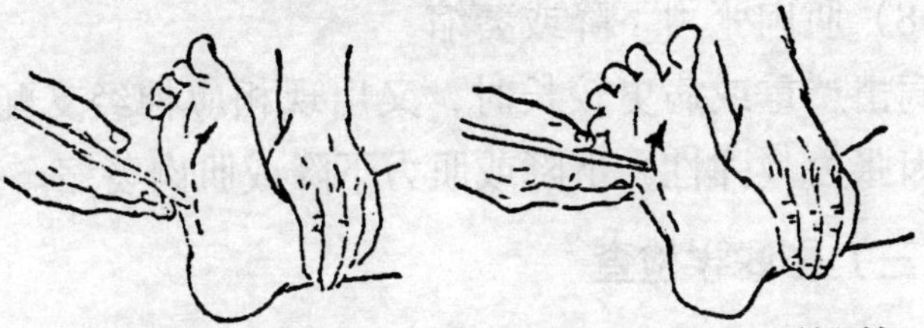

1. 巴彬斯基氏反射阴性　　2. 巴彬斯基氏反射阳性

图1-9　巴彬斯基氏征

医者以钝器(叩诊锤尖端)自足跟至足掌划按足底外缘,若引起足拇趾背屈,其余四趾呈扇形分开,为阳性;如仅有足拇趾背屈而无四趾分开,为弱阳性;提示有椎体束损害。若引起足趾向足心屈(跖屈),则为阴性,属正常。

②霍夫曼(HOFFMANN)氏征

医者以左手托住患者手腕使腕关节轻度背屈,另一手以食指及中指夹住患者中指,以拇指急速轻弹患者中指指甲，引起其他手指亦不自觉屈曲者为阳性（否则为阴性），提示有椎体束损害。正常人为阴性。

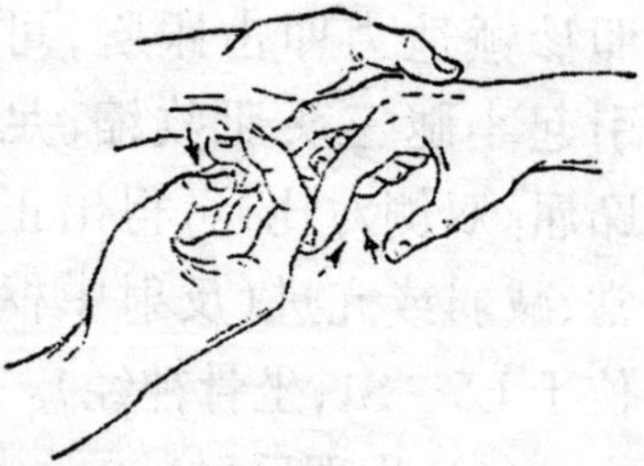

图 1－10　霍夫曼氏征

（7）皮肤感觉障碍

以钝器或锐器刺激患者皮肤，可在相应的神经支配区域内出现感觉障碍，以感觉迟钝（下降）为主，亦可出现感觉过敏现象。

（8）肌肉张力下降或萎缩

病情严重或病史较长时，又出现相应神经支配区内的肌肉张力（弹性）下降或肌力下降或肌肉萎缩。

（三）影像学检查

1.X 平片

X 片是最基本的影像学检查，除可协助诊断颈椎病外，还可除外有无先天畸形、骨折、骨病等。包括正位、侧位、斜位及功能位片。

（1）正位片

①主要观察椎间隙是否变窄。提示椎间盘是否有蜕变。

②观察钩突是否增生（变尖），关节是否失稳。

正常钩突应该双侧对称，基底部宽约 5mm，高约 5mm。若一侧钩突变尖，则颈椎失稳，可出现沿矢状轴旋转（即侧位片出现脊柱颈段侧弯）；也可出现沿垂直轴旋转（侧位片出现双边双凹征）。从而使脊神经有可能受到牵拉，椎动脉有可能受到扭屈而出现症状。若双侧钩突均增生变尖，关节也失稳，出现沿冠状轴旋转（侧位片出现棘突上翘），同样可以影响到脊神经及椎动脉而诱发症状。

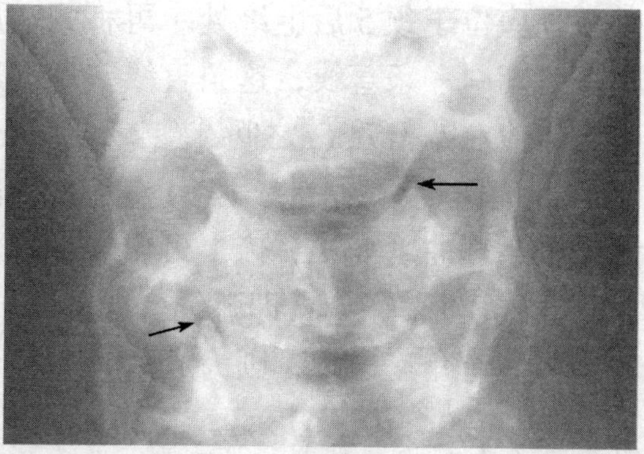

图 1－11　上为基本正常钩突，下为增生、变尖钩突

（2）侧位片（正常中立位侧位片）

①观察颈椎生理曲度是否改变（即是否变小、消失、反张或反向成角等）

在正常中立位侧位片上，沿每节椎体的后上、下缘作一连线，可得到 7 条短线，若把这 7 条短线连接起来，应该是 1 条连续的弧线，

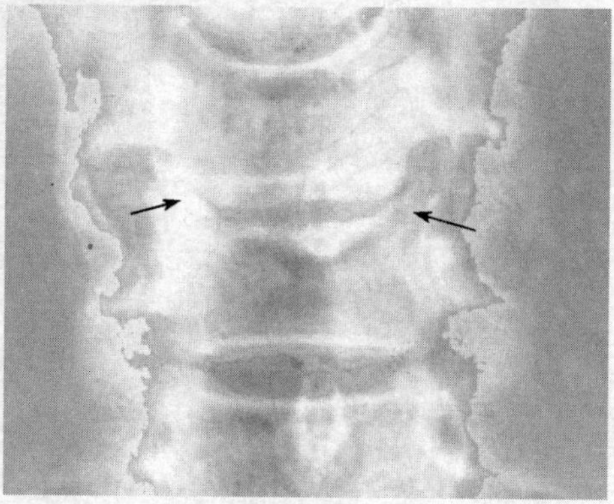

图 1－12　变尖、增生的钩突

其弧顶应位于颈5后上缘处。再将颈2后上缘与颈7后下缘之间引一条直线，这条直线到颈5后上缘之间的垂直距离应在7～17mm之间［(12±5）mm］，此即为正常颈椎生理曲度（见图1－13)。若这一距离小于7mm，为颈椎生理曲度变小，依次可出现生理曲度消失（距离为零）或反张（弓）(即弧线弯向另一侧)。若在连接过程中弧线有角度出现，则为成角。

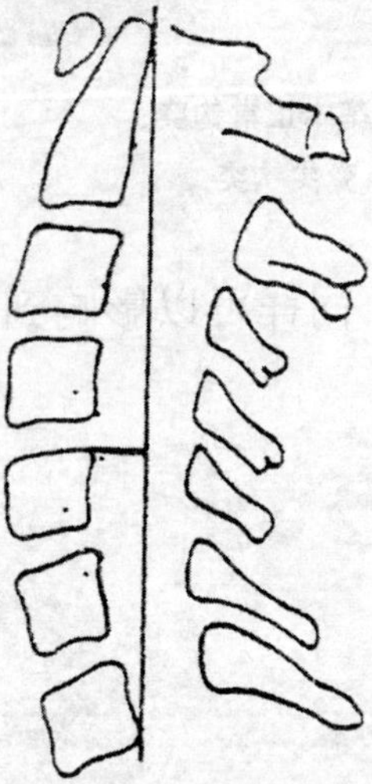

图1－13A 颈椎生理弧度测量法

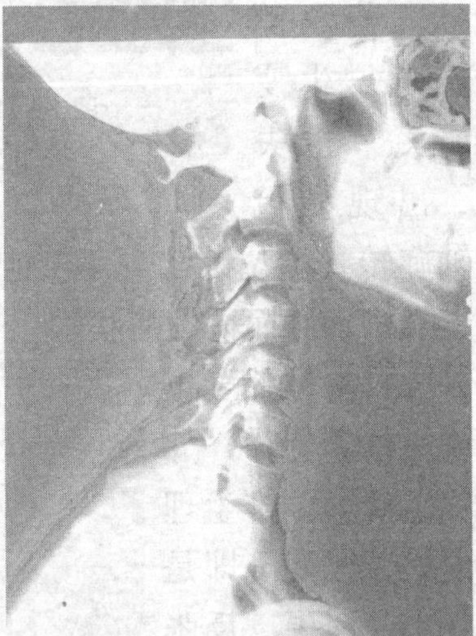

图1－13B 基本正常颈曲

颈曲变小、消失或反张或成角，肯定会影响椎动脉向脑部供血，但并不一定会超出其生理代偿能力范围，否则肯定引发椎动脉型或植物神经型颈椎病。

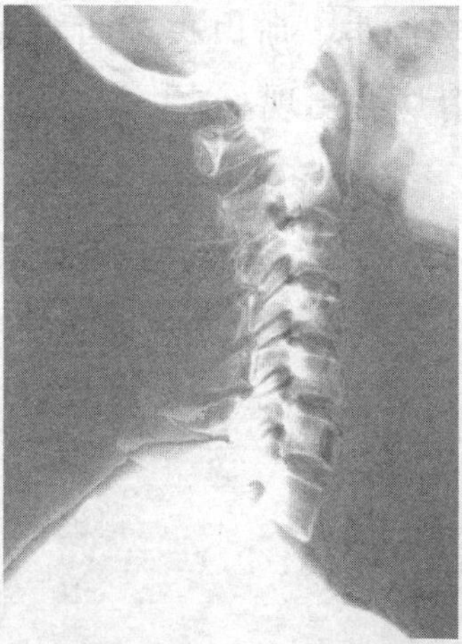

图 1－13C　颈曲变小

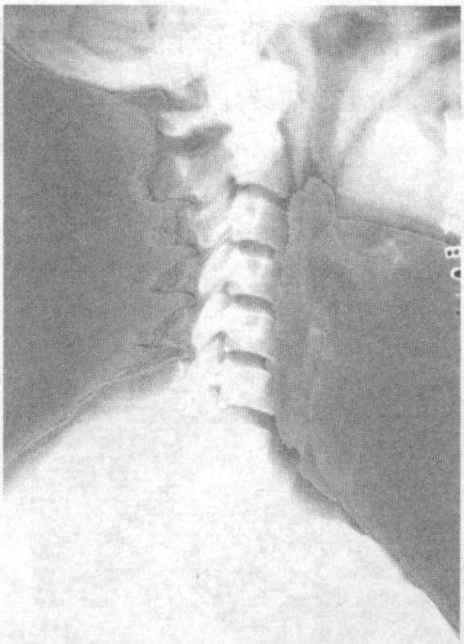

图 1－13D　颈曲消失

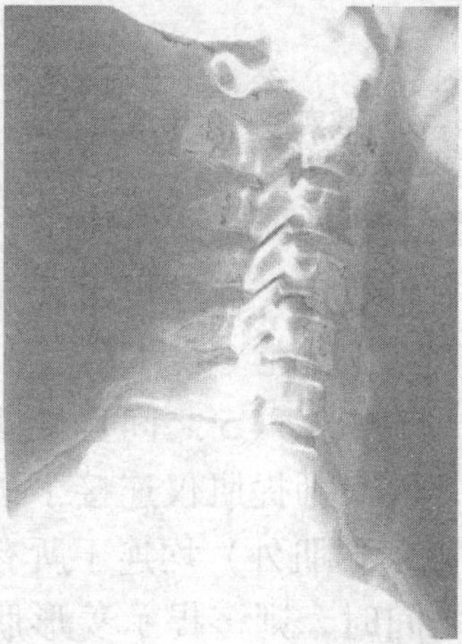

图 1－13E　颈曲轻度反弓

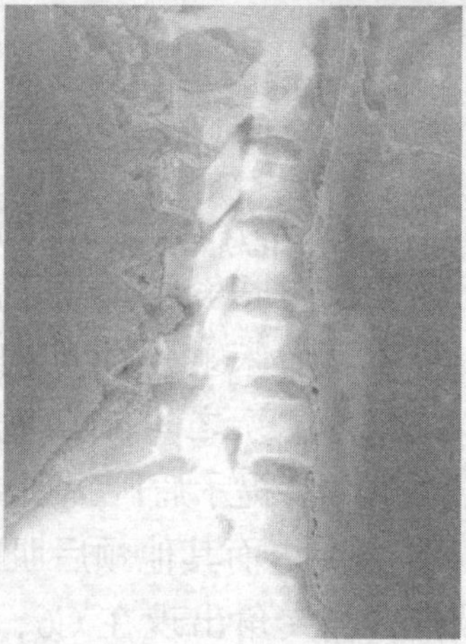

图 1－13F　颈曲反弓

由于维持颈椎正常生理曲度的外部力量（外稳定）是颈部肌肉，内部力量（内稳定）来自于椎体、椎间盘、椎间关节、钩突关节及椎旁韧带。所以当颈曲改变时，应首先考虑这些结构是否有病变出现。

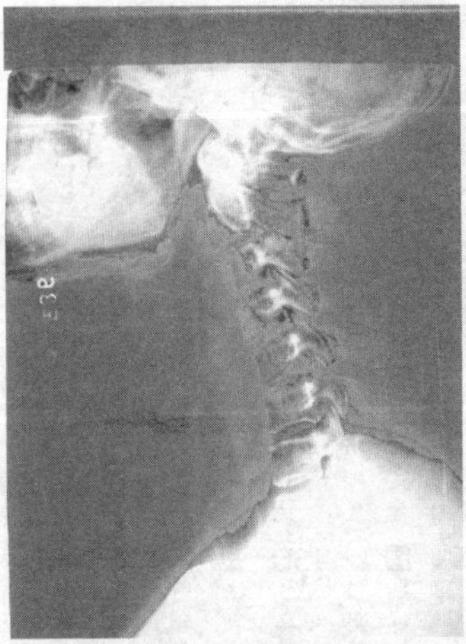

图 1－13G 颈曲反弓

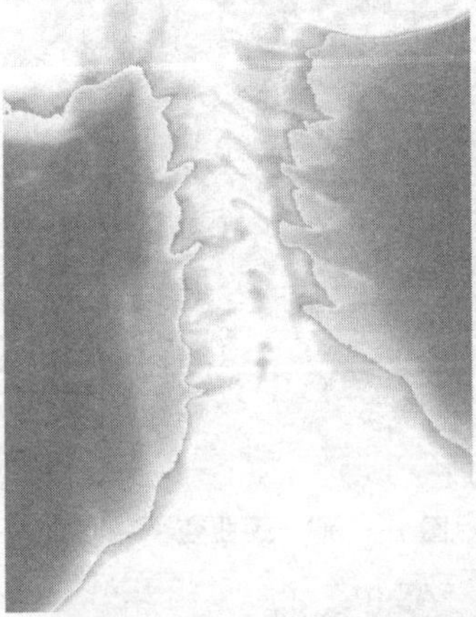

图 1－13H 颈 5、6 反向成角，伴椎间隙变窄，提示成角系椎间盘蜕变引起

颈曲变小或消失，问题多出现在肌肉（外稳定）；而颈曲反向成角则既可以出现在外稳定，亦可以出现在内稳定。临床上颈曲反向成角多出现在 C4、C5；C5、C6 及 C6、C7 之间，若夹角出现在 C4、C5 之间且椎间隙不窄，多提示肩胛提肌劳损，因肩胛提肌仅连接于颈 1～4 横突，而其他颈后肌肉（除菱形肌外）均连于所有颈椎；当夹角出现在 C6、C7 之间时，则多提示菱形肌已有损伤（仅连接于 C6、C7 棘突）或椎间盘已出现膨出或突出（伴椎间隙变窄）；若成角出现在 C5、C6，则只能考虑椎间盘病变，因为此处外稳定因素均相同，只能考虑内稳定失调（若问题出现在椎体，则其外形一定

会有变化)。

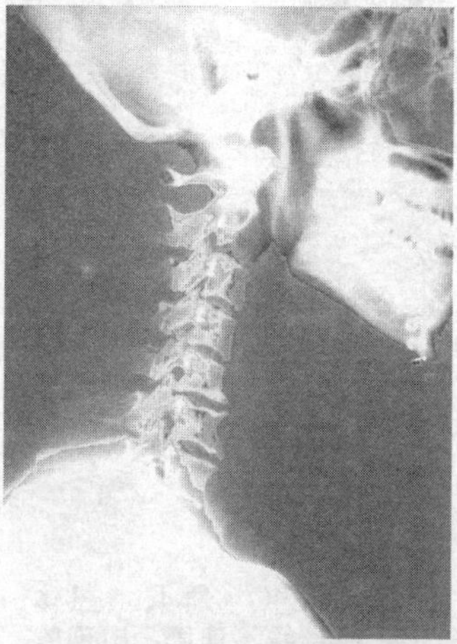

图 1－13I　颈 4、5 反向成角，提示颈 1～4 后侧颈肌力量下降，肩胛提肌劳损

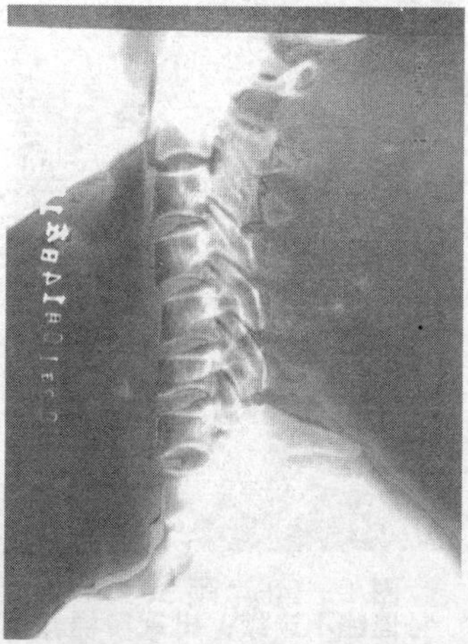

图 1－13J　颈 5、6 反向成角伴椎间隙变窄，颈曲 S 形改变

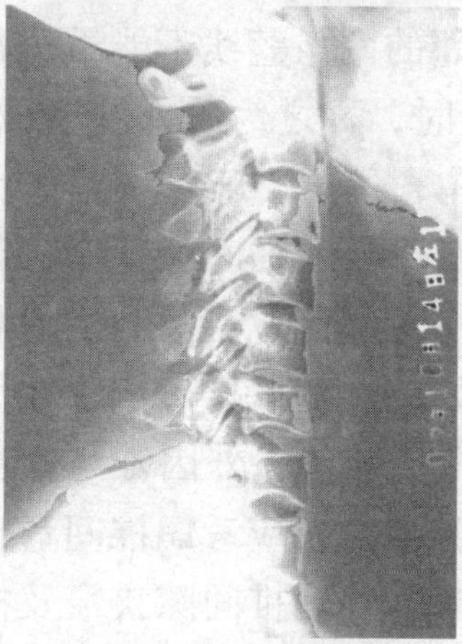

图 1－13K　颈曲 S 型改变

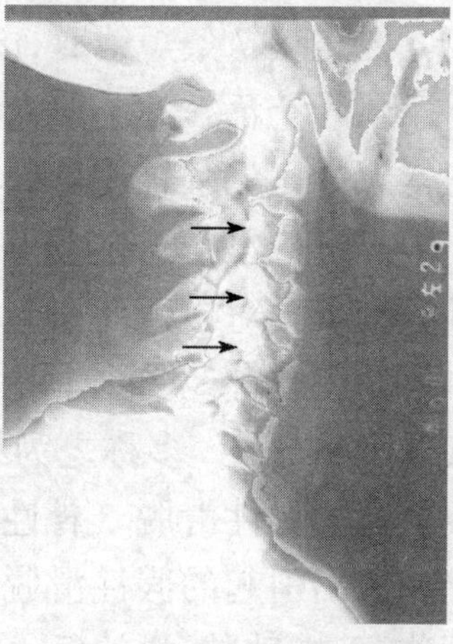

图 1－14A　颈 3、4，颈 4、5 椎体后缘边线不连续，出现阶梯状错位

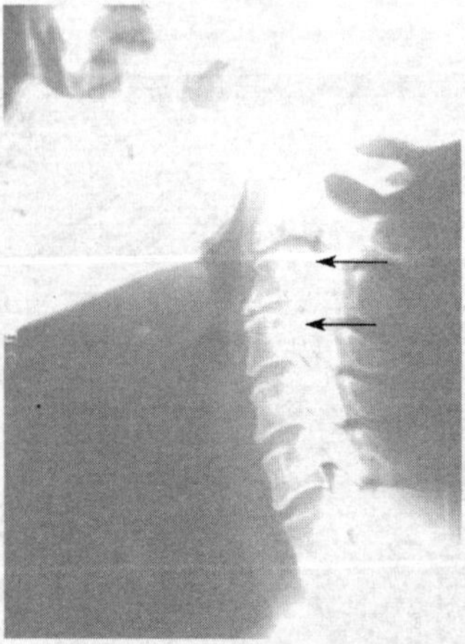

图 1－14B　颈 3、4 后缘连线不连续，出现阶梯样错位，并且椎间隙变窄，颈 3 前下缘唇样增生

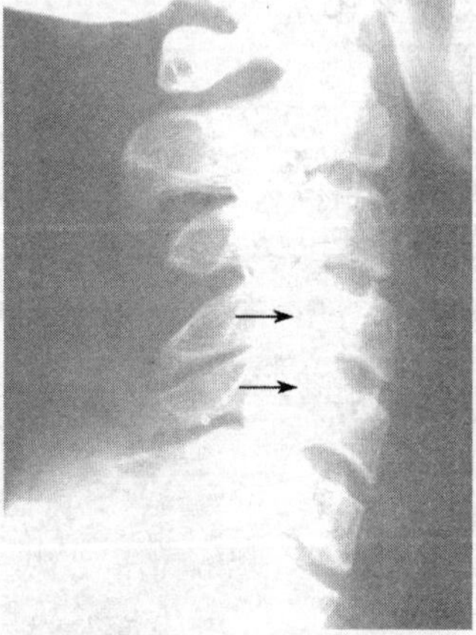

图 1－14C　颈 4、5 椎体后缘连线不连续，出现阶梯状错位

②观察是否出现阶梯状错位

在连接 7 条短线时，若相邻的两条短线不能重合在一条弧线上而出现台阶状改变时，称之为阶梯状错位。正常人亦可见到轻度阶梯状错位，但均小于 1mm。若大于 1mm 则提示椎间盘已有蜕变，导致椎间隙变窄，使椎旁韧带相对松弛而引起，并有可能因此影响到椎动脉血运及使脊神经受到牵拉而引发临床症状。若位移较大接近于 10mm，多称之为椎体滑脱，在除外因椎弓根断裂引起的真性滑脱（骨性滑脱）后，更应考虑椎间盘膨出或突出引起的假性滑脱。此时多伴有椎间隙狭窄及椎管狭窄。椎动脉、脊神经、脊髓等均有可能受到影响。

③观察是否出现双边征（即椎体旋转）

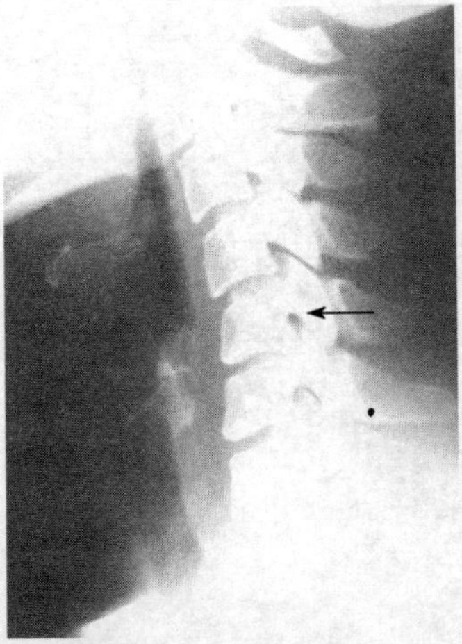

图 1－15A　颈 5 双边征

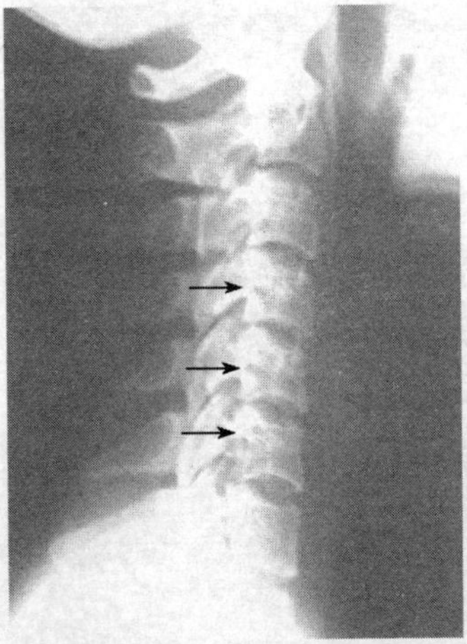

图 1－15B　颈 5、6、7 出现双边征

当椎体后壁及棘突根部出现双边征时，提示椎体有沿垂直轴的旋转出现，旋转可能缘于椎体增生（伴钩突变尖），椎间盘蜕变（伴椎间隙变窄），小关节错缝或颈肌紧张、痉挛等。若双边征仅见于一节椎体，多提示颈椎小关节错位（正位片多见棘突偏歪）；若以一节椎体为界限，出现上段或下段椎体双边征，提示该旋转可能缘于椎间盘蜕变（多伴椎间隙变窄），或来源于骨质增生（多伴钩突变尖）；若所有椎体均出现双边征，则提示该旋转来源于颈肌（如落枕）。只要有旋转出现，则提示椎动脉、脊神经、脊髓等均有可能因扭曲而受到影响。

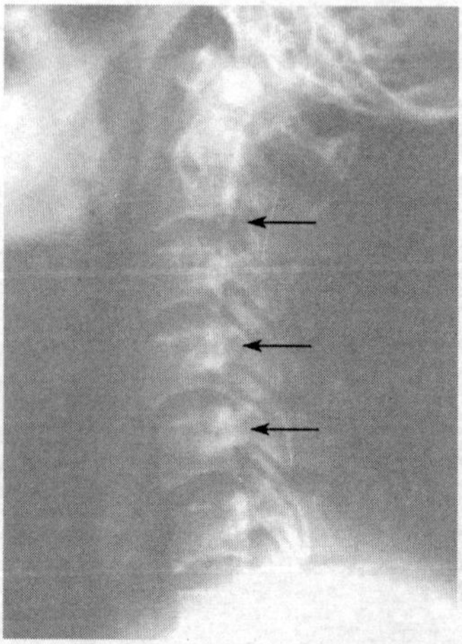

图 1－15C　颈 5 双边征

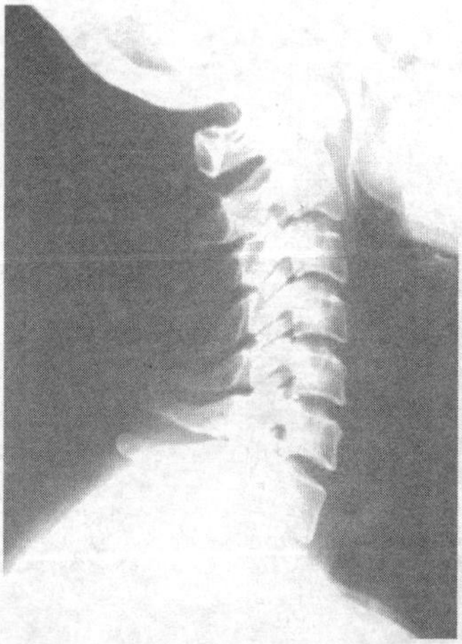

图 1－15D　所有椎体均双边征

④观察椎间隙是否变窄

如出现椎间隙变窄，不管程度如何，均提示椎间盘已有蜕变，椎间孔因此变小，脊神经有可能受到刺激与压迫，椎动脉有可能因相对过长隆凸受到挤压，从而出现脊神经及椎动脉症状。椎间隙明显变窄时，提示椎间盘有可能向前突出挤压前纵韧带，造成其水肿、肥厚；亦有可能向后突出造成椎管狭窄，引发脊髓症状。此外，椎间隙变窄后，前厚后薄的基本结构被破坏，有可能引发椎体出现沿冠状轴的旋转（多伴有成角），从而使椎动脉及脊神经受到影响而诱发症状。并使颈部肌肉、韧带受到慢性、静力性、持续牵拉，诱发（或加重）其损伤。

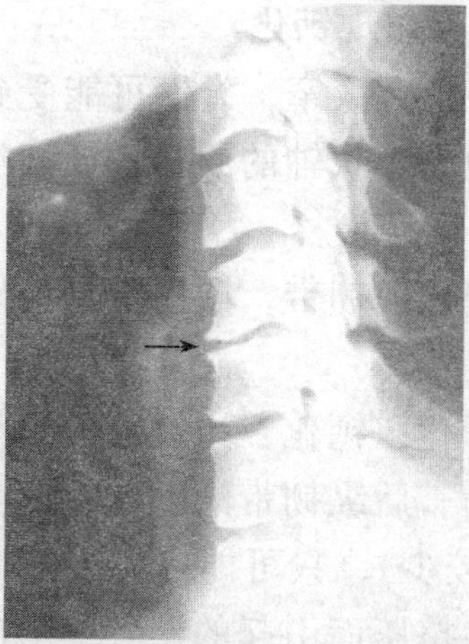

图 1－16A　颈 5、6 椎间隙变窄

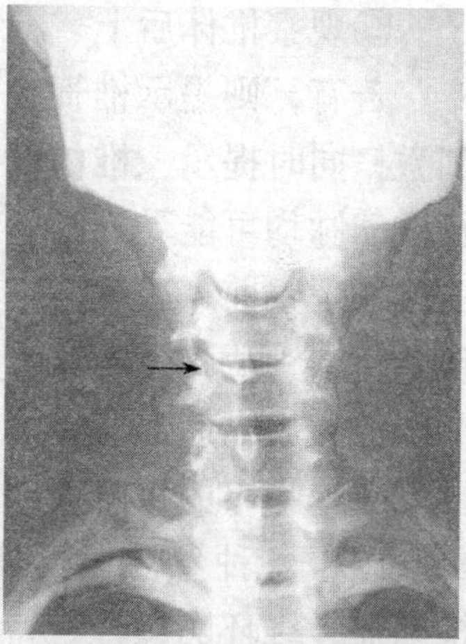

图 1－16B　颈 5、6 椎间隙变窄

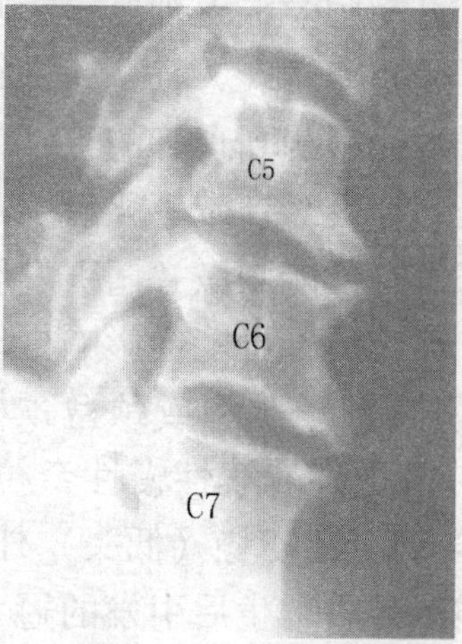

图 1－17　颈 5 前下缘，颈 6 前上、下缘，颈 7 前上缘唇样增生

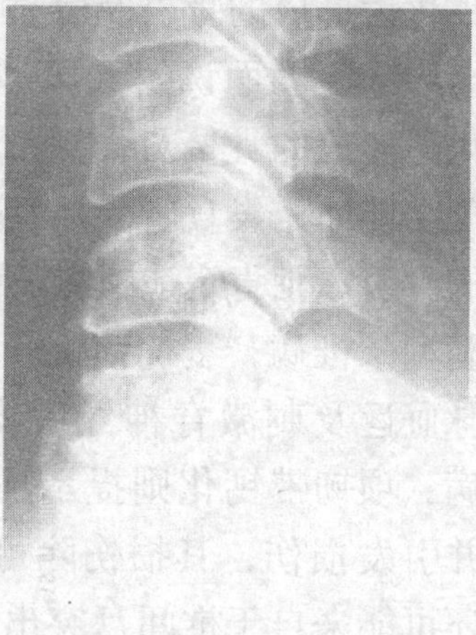

图 1－18A　颈 5、6，颈 6、7 前纵韧带钙化，颈 6、7 椎间隙狭窄，椎体颈 6 下缘，颈 7 上缘增生

⑤观察椎体后上、下缘是否出现钙化

若有，则提示椎管有可能出现狭窄，脊髓可能受到刺激；同时提示，椎体已出现沿冠状轴的旋转，脊神经及椎动脉均可能受到影响而出现症状。

⑥观察前、后纵韧带，寰枕横韧带，项韧带是否出现骨化、钙化，是否有骨桥形成

前、后纵韧带一旦出现骨化、钙化，均提示椎间盘已有向外膨出的事实，因为前、后纵韧带的骨化、钙化除来源于各种急性损伤外（较少），只可能来自于受到椎间盘纤维环的慢性、持续性挤压而引起的水肿、渗出及其继发的机化、粘连、肥厚。C3、C4 前纵韧带骨化、钙化后形成的骨赘及骨桥，有可能刺激喉返神经，影响会厌部运动而诱发会厌型颈椎病；C5～C7 前纵韧带钙化后形成的骨赘及骨桥，则有可能影响到食管的正常生理功能而诱发食管受压型颈椎病；后纵韧带钙化后引起的骨赘，则肯定造成椎管狭窄，有可能刺激脊髓引发脊髓型颈椎病；寰枕韧带骨化、钙化后，可能会影响椎动脉血运及刺激脊神经后支而引发椎动脉型或颈型颈椎病；项韧带钙化则提示项韧带曾受到持续性慢性牵拉，并引发损伤，其损伤除可来自于不良姿势（低头）外，还可能来自于椎间盘突出及椎体骨质增生后引发的冠状轴旋转。

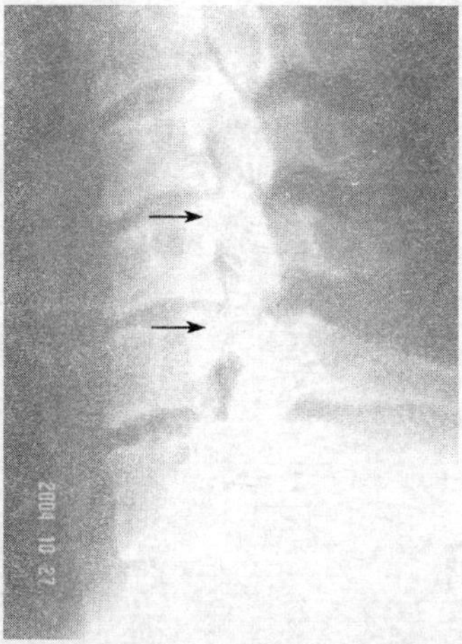

图 1－18B　后纵韧带钙化且椎间隙变窄

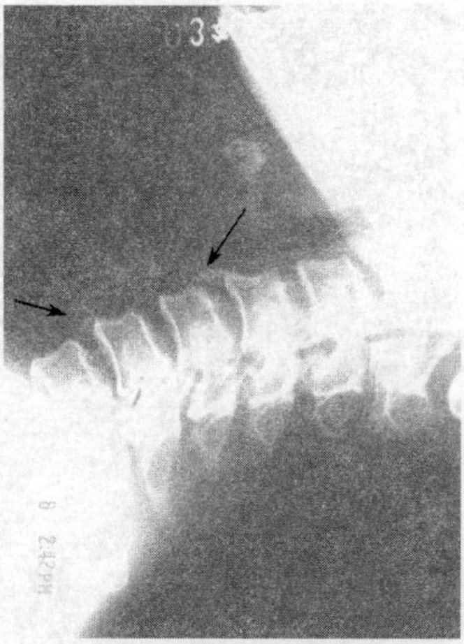

图 1－18C　颈 4、5 及颈 6、7 成角，阶梯样错位，前纵韧带钙化

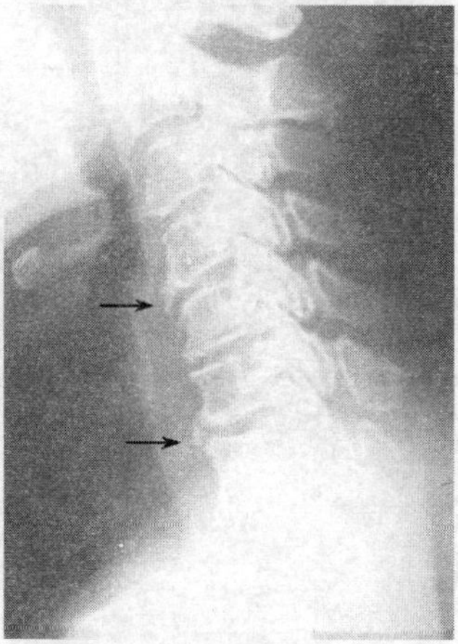

图 1－18D　颈 4、5，颈 6、7 前纵韧带钙化，可能影响会厌或食道

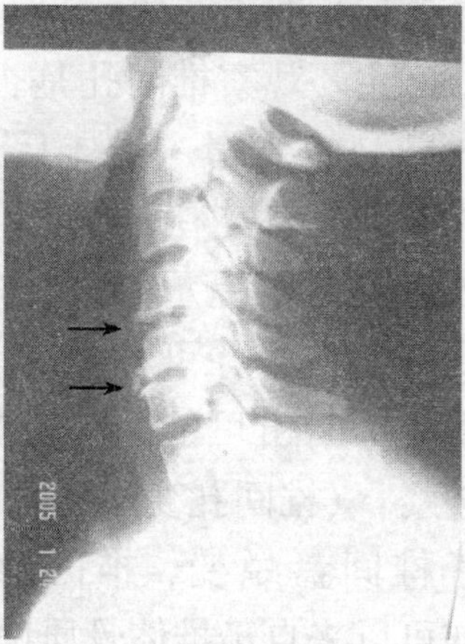

图 1－18E　前纵韧带及项韧带钙化

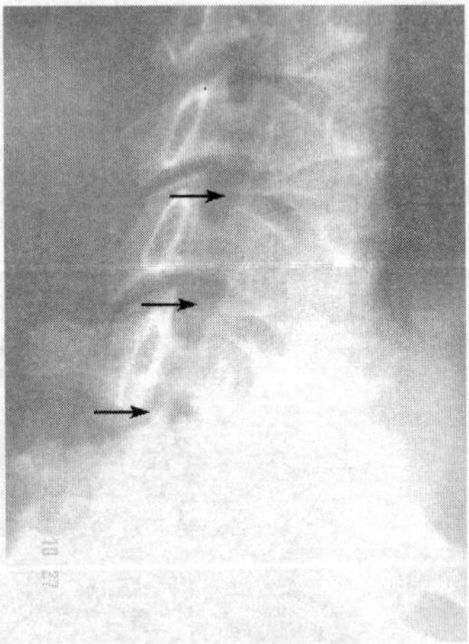

图 1－19A　上箭头，正常椎间孔。下箭头，椎体后上缘增生，椎间孔狭窄

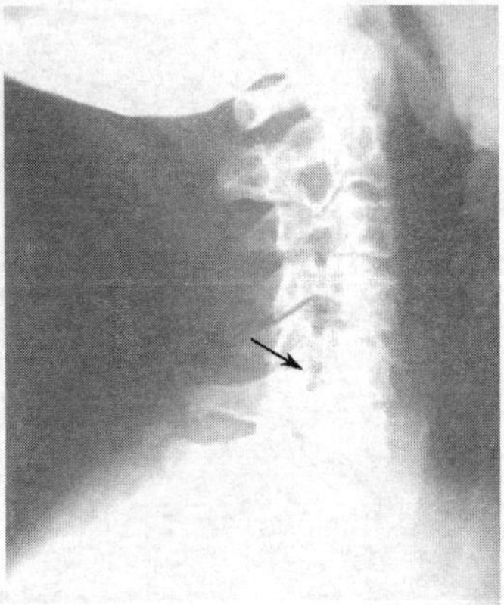

图 1－19B　颈 5、6 椎间孔变

（3）双斜位片

主要观察椎间孔是否变小，内壁是否光滑，椎体后上、下缘及上关节突有无骨质增生等。若存在，则提示脊神经有可能受到刺激，并可根据其具体位置，推断出可能受到影响的脊神经。（椎间孔变小既可以来自于椎间盘蜕变、椎间隙变窄，亦可以来自于椎体骨质增生）

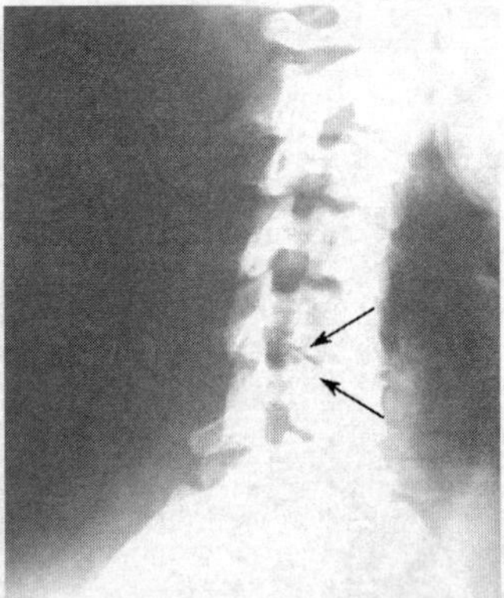

图 1－19C　颈 5 后下缘、颈 6 后上缘唇样增生，凸向椎间孔，椎间孔变小，脊神经有可能受到刺激

（4）功能位片

包括前屈位与后仰位，可

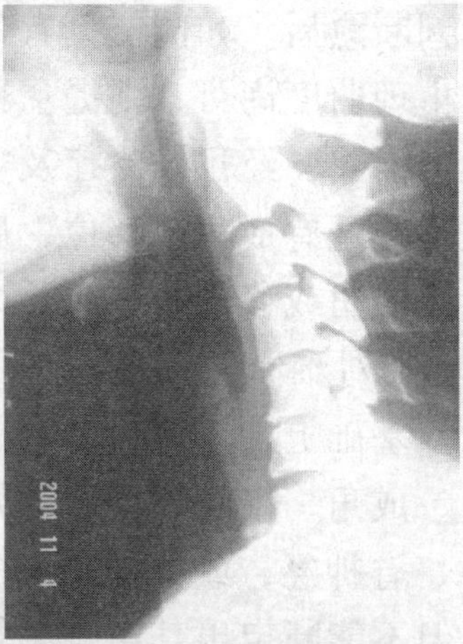

图 1－20A　前屈位片，C4、5，C5、6 椎间隙变窄

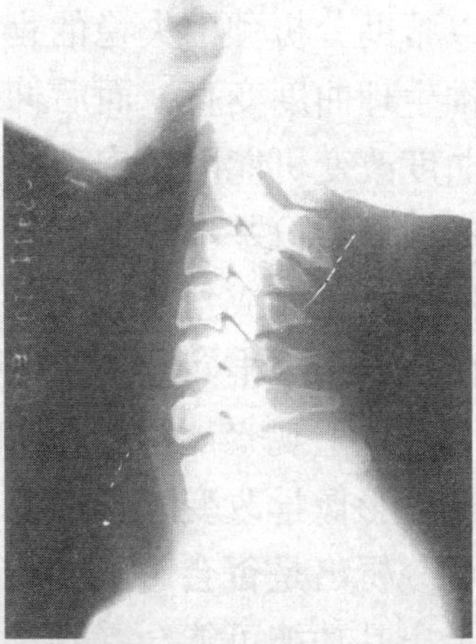

图 1－20B　后仰位片，颈曲正常

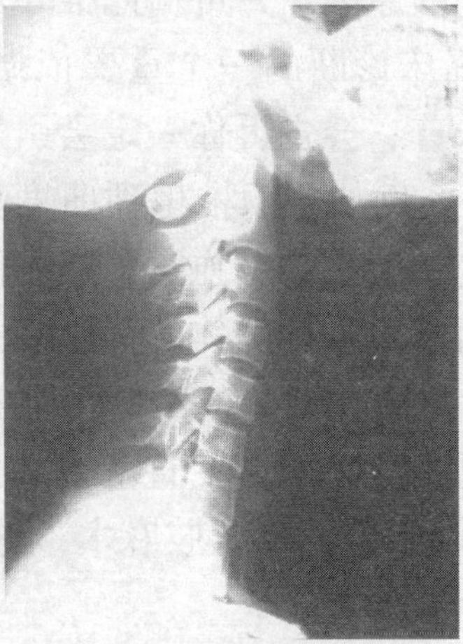

图 1－20C　后仰位片，C1～4 曲度尚可，C5～7 曲度消失

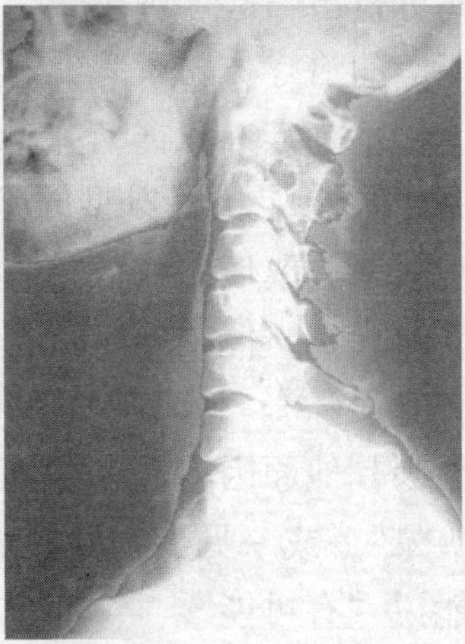

图 1－20D　颈 2、3 先天融合。上颈段颈曲消失，下颈段曲尚可

以帮助分析颈椎失稳的程度，判断愈后。如侧位见有颈椎生理曲度变直，而后仰位其生理曲度尚可，则提示其曲度改变可能因肌肉劳损、无力引起，经积极治疗及主动锻炼后可基本康复；若侧位片既见有成角或移位，后仰位仍见有成角或移位，提示此成角或移位非颈肌乏力而致，多因椎间盘蜕变等引起，相对难治。

以上观察都须在临床症状学基础上加以分析，有了这种影像学改变（如曲度变直、成角、椎间隙变窄等），可分析出是否会影响到椎动脉、脊神经，或脊髓等，提示出其功能可能会受到影响，但不能断定出其影响的程度肯定会超过生理代偿能力范围而引起临床症状。可据此分析出引起这种影像学变化的原因，并可据此推导出相应的治疗方法。影像学是临床诊断的一个重要依据，但并不是唯一依据，并不意味着它会告诉你一定会引发哪些临床症状（典型时例外）。例如：颈椎生理曲度变小或消失或反张或成角肯定会影响椎动脉血运，有可能引起头晕，但并不一定都会引起头晕（人体的代偿能力有时很强）。患者的头晕有时是因此而起，又有可能是因为其他原因引起，不能一见到生理曲度变直就说“你头晕”，或一见到椎间孔变小就断定“你上肢麻木”，只能说“有可能”。

2.CT片

CT为水平位断面，可准确提示出椎间盘突出的方位、大小，与硬膜囊、脊髓及脊神经的关系，并可观察到横突孔、骨间嵴、后纵韧带、黄韧带及椎管情况，为临床提供佐证。但它同样不能告诉你是否或一定会出现哪些临床症状及体征（硬膜囊轻度受压时不一定出现脊神经及脊髓症状）。相信科学不等于迷信科学。

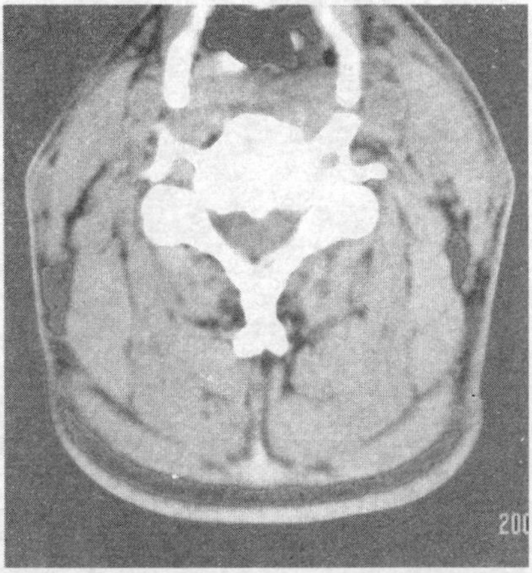

图 1－21　颈部 CT 片

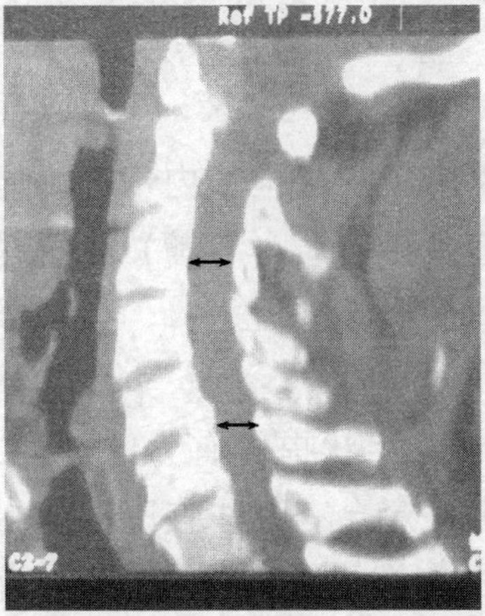

图 1－22A　上为正常椎管，下为椎体后缘增生后相对狭窄的椎管

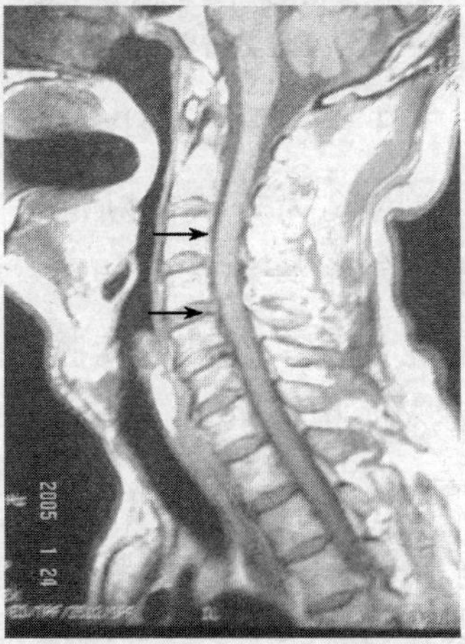

图 1－22B　上为正常的椎管与脊髓，下为颈 4、5 椎间盘向后突出，椎管狭窄，脊髓有可能受到刺激

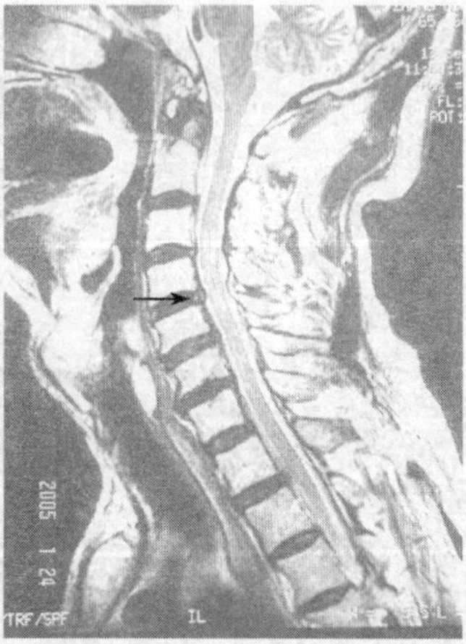

图 1－22C　颈 3、4，颈 4、5，颈 5、6 椎间盘突出，以颈 4、5 明显，硬膜囊受压，脊髓受到刺激

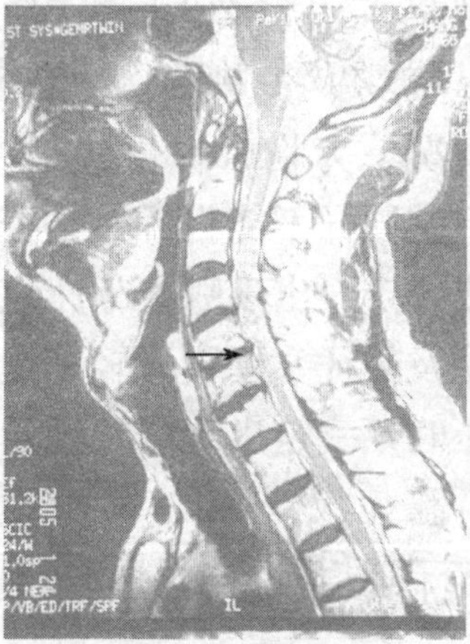

图 1－22D　颈 5、6 椎间盘向后突，脊髓明显受压

3．核磁（MR）

MR 为矢状位断面，主要用于观察椎管内情况，便于了解椎管狭窄的原因、程度及硬脊膜（脊髓）受压的情况，是了解椎管内相对位置的有效首段之一，为解释临床症状提供依据。

CT 与 MRI 可以为解释临床症状提供有力的佐证，协助诊断。但它同样并不肯定一定会有哪些临床症状出现，许多 CT 及 MRI 报告提示有椎管狭窄、硬膜囊与脊髓受压，但在临床上患者并未见有任何相应的症状。影像学检查仅提供解剖学上相互位置关系的改变，并不告之生理学上的变化。这就像用一把匕首尖按压穿在身上的羽绒服，表面上看起来羽绒服已被压凹陷，但人体并不一定肯定有痛感。这是因为椎管内壁与硬脊膜囊之间存在有间隙，充满脂肪；硬脊膜与脊髓之间同样存在有硬脊膜下腔、蛛网膜、蛛网膜下腔、软脊膜，各层之间存在有空隙及脑脊液，具有一定的缓冲能力。

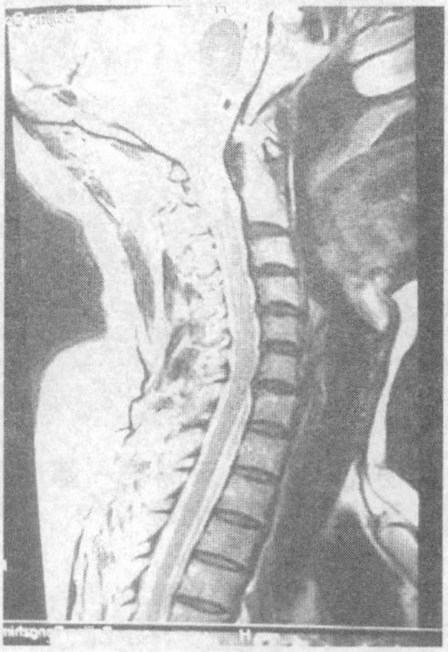

图 1－22E　颈 3、4，颈 4、5，颈 5、6 向后突出，椎管狭窄，硬膜囊受压，脊髓未受刺激。颈 6、7 向后突出明显，硬膜囊受压，脊髓受到刺激、压迫

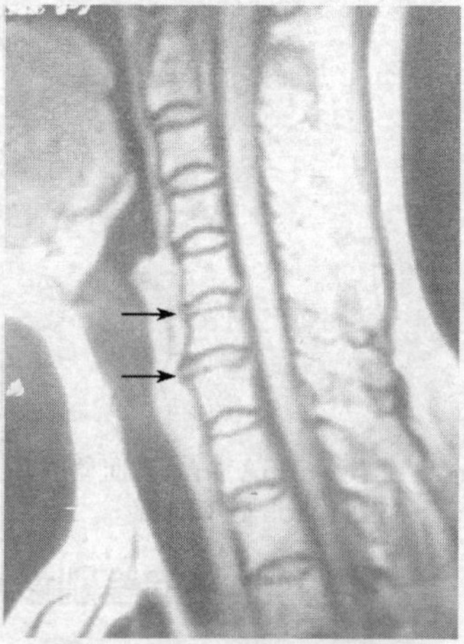

图 1－22F　颈 5、6 椎间盘后突，可能刺激脊髓。颈 6、7 椎间盘前突，可能刺激食道

因此，我们不能不重视影像学检查及结果，但也不能迷信之。它虽不告之我们患者已有哪些症状，但可提示已有哪些趋向。

（四）椎动脉血液流变学检查等

主要有颅脑 TCD 检查，椎动脉、颈内动脉 B 超检查及 MR 检查等，可得知椎动脉血运情况，如流速是否减慢或加快，流量是否减少等，为临床诊断提供参考。

（仅证明有这种结果，不提示出现这些结果的病因）

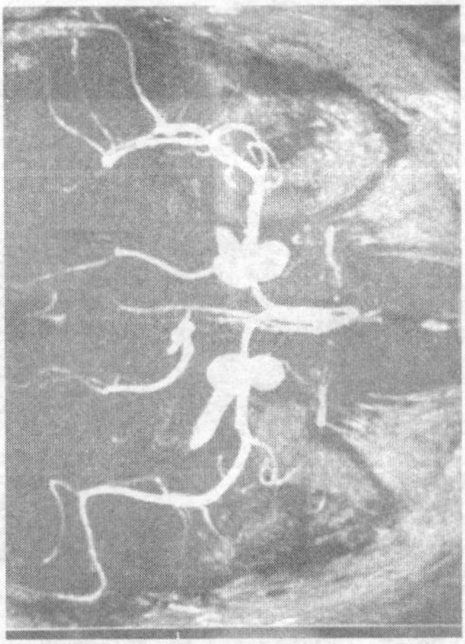

图 1－23A　颅脑血管 MR 检查双侧基本对称

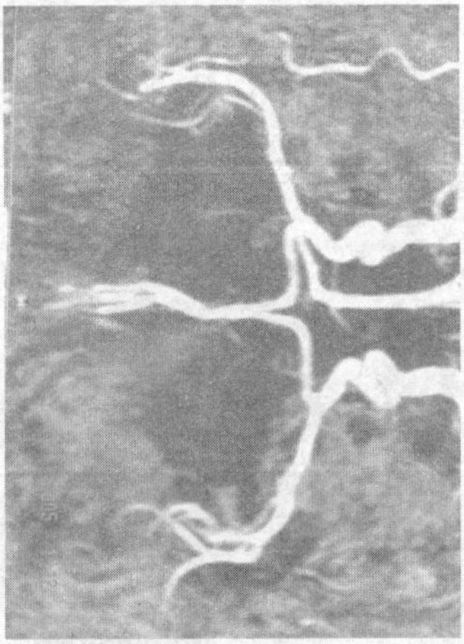

图 1－23B　双侧椎－基底动脉血流基本对称

（五）必要的鉴别诊断

颈椎病肯定会具备上述各型之一的临床自觉症状，但出现上述临床自觉症状时，并不一定都是颈椎病引起，应注意与其他病症相区别。

1. 颈型颈椎病

以颈项僵硬、酸胀、疼痛不舒为主要临床特征，且多伴有枕后痛，应注意与急性颈肌扭伤，寰枢椎半脱位，落枕，颈部、头面部感染（疖）等相区别。

2. 椎动脉型颈椎病

以头痛、眩晕为特征，且多伴失眠、多梦、注意力不集中、记忆力下降等椎－基底动脉供血不足症状。应注意与其他能引起脑缺血的病症如贫血、高血压、糖尿病、散光、近视等相鉴别。

3. 神经根型颈椎病

以颈丛或臂丛神经受到刺激后引起的麻木、疼痛、窜痛及皮肤感觉障碍为特征，并可出现相应神经支配区肌肉萎缩、力量下降等。应注意与颈部肿瘤、结核，胸廓出口综合征，腕管综合征，尺神经沟炎，神经根炎等其他能引起臂丛神经痛的病症相区别。

4. 植物神经型颈椎病

以植物神经系统功能紊乱为特征，应注意与神经症、更年期综合征及心血管系统、消化系统疾病相鉴别。

5. 脊髓型颈椎病

以脊髓刺激征为特征，应注意与其他各种神经科疾病如颅内肿瘤、脑囊虫及脊髓病变如脊髓侧索硬化、运动神经元脱髓鞘病等相鉴别。

6. 会厌及食管受压型颈椎病

前者以咽干、咽痒、自觉说话有别扭感为特征，应注意与咽喉部病变如慢性咽炎、咽后壁脓肿、咽喉部肿瘤相鉴别；后者以自觉吞咽有别扭感、喉中若有物为特征，应注意与食道病变如食道癌、胃肠神经症（梅核气）等相鉴别（颈椎侧位片有助诊断）。

综上所述，诊断颈椎病并不是一件简单的，靠一两个症状、一两个体征或一两张 X 片、CT 片、MRI 片就能确定的事情，需要结合临床具体症状、体征及影像学等资料综合分析、判断，才能得出较为正确、恰当的结论。

五、颈椎病的预防与治疗

（一）颈椎病的预防

预防为主是防止颈椎病发生、发展、加重的最基本环节，包括①正确的使用枕具；②养成良好的工作、生活、娱乐姿势与习惯；③积极治疗各种颈部急性损伤；④积极、主动、正确的颈部功能活动锻炼等几个方面。

预防：
- 学会枕枕头
- 尽量少低头
- 勤锻炼颈肌
- 有病早治疗

1. 正确地使用枕具是预防颈椎病发生、发展的基础

在日常的工作、生活与娱乐当中，人们不可避免地会经常处于颈部前屈与上肢外展的（低头伏案）姿势状态下，势必会使颈后部肌肉、韧带受到持续性牵拉，产生疲劳；颈部椎间盘亦同时受到挤压（系自身重力挤压与运动变化挤压的双重刺激）。因此，在睡眠休息时，应尽量使颈部处于轻度后仰位，以利于颈后部肌肉、韧带的完全放松，消除疲劳；同时消除椎间盘所承受的重力压迫，达到保护目的。这就强调：

（1）位置

枕头放置的正确位置应当是颈后（即枕凸之下、大椎之上的颈曲部位），而不是脑后（后脑勺）。枕头不是枕“头”而应是枕“项”。

只有以此为支点，才有可能使颈部处于轻度后仰位，有利于颈后部肌肉、韧带的放松，疲劳消除。如果错误地将枕头置于后脑勺而不是颈后，不但不利于颈后部肌肉、韧带的放松，疲劳消除，反而会加剧这种疲劳，甚至会导致其出现慢性损伤(劳损),进而出现颈椎生理曲度变化及椎间盘蜕变,诱发颈椎病。

(2) 枕头的高度

①在仰卧位时应是床面与颈后空隙的距离（即枕、背连线与颈后的垂直距离）再加上3cm左右为宜。

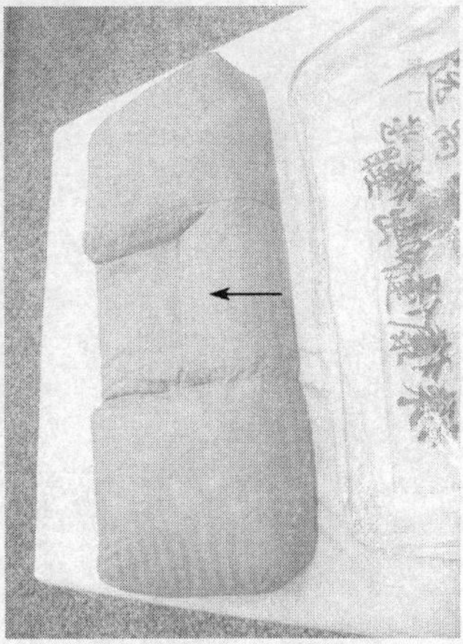

图1-24A　相对合理的枕头。箭头所指为颈部（相对高于枕部）

只有如此，才有利于颈部处于轻度后仰位，使颈肌放松。仰卧时枕头过低或不枕枕头不利于颈后部肌肉、韧带的放松，极易使其劳损并引发颈曲改变，影响椎动脉向脑部供血，导致颈椎病发生。枕头过高则容易使颈侧（侧卧）及颈前（仰卧）肌肉（斜角肌、胸锁乳突肌）受到牵拉，使之紧张、痉挛，影响位于肌肉之间颈动脉鞘内的颈内动脉向脑部供血，引发脑缺血，诱发颈椎病；并可直接影响迷走神经功能。

②侧卧位时，枕头的高度应是肩外侧与头侧之间的垂直距离。

枕头过低或过高或不枕枕头同样会引起颈侧肌肉紧张或劳损，同时影响颈内动脉向脑部供血，诱发颈椎病。

(3) 枕头的外形

健康枕头的外形应该是圆柱形（或类似形状），且两侧略高、中间稍低（我国传统的枕头即如此，如石枕、玉枕、竹枕、老虎枕等等）。

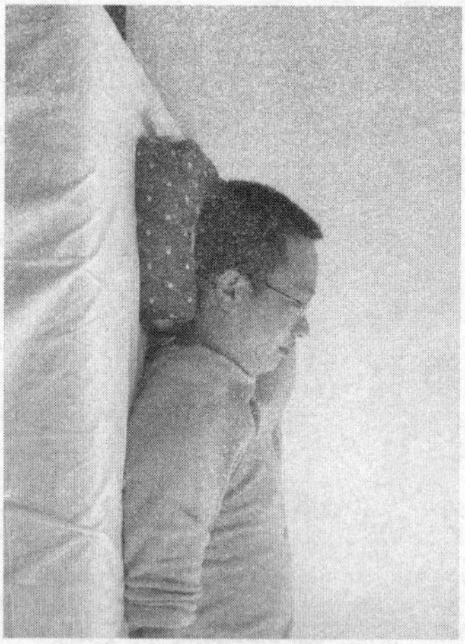

图 1－24B　错误的仰卧睡姿

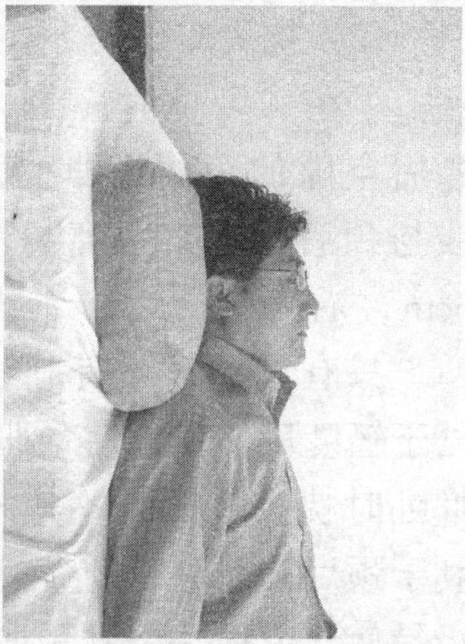

图 1－24C　正确的仰卧睡姿

现在生活中常用的枕头多为扁平状，使用时极易使枕部受力而不是项部受力，不利于颈肩部肌肉、韧带放松，反而容易使其劳损，诱发颈椎病。因此，学会枕（使用）枕头是预防颈部肌肉、韧带劳损，防止颈椎病

发生、发展，防止出现脑供血不足的有力措施之一，既方便又有效。（临床上许多颈椎病患者均有不正确使用枕头的病史）

(4) 枕头的填充物

应该是既有一定的柔软度（有利于血液循环），又有一定的硬度（有利于起到支撑作用）。

一般生活中常用的荞麦皮、木棉、羽绒等均可以。当然，缘于个人的喜好和病情的需要，亦可以选用蚕沙、菊花、茶叶、薄荷、金银花及葛根、丹参、羌活、白芷、细辛、防风、川芎等中药（经过配伍、加工或炮制后）。利用药物的挥发与渗透作用，加快局部血液循环，促进生理性或病理性代谢产物的吸收、消散，解除肌肉的紧张、痉挛，增加脑部供血、供氧量，达到治疗目的。

2. 养成良好的工作、生活、娱乐姿势与习惯，避免单一姿势（低头伏案）过久，是预防颈椎病发生、发展的有力措施

人们在写作业，操作电脑，驾车，织毛衣，打麻将，躺在沙发上看书、看电视或作其他低头伏案类工作时，颈肩部始终处于单一姿势下，时间稍久即有酸胀、疼痛等不舒适感，此时肌肉即已达到需要放松的生理需求期（一般在30分钟左右，与个人体质有关），此时即应马上调整体位、改变姿势，使受到牵拉、紧张的肌肉适当放松，消除疲劳（一般来说，姿势越正确、合理，产生疲劳所需的时间越长)。此时若不采取措施，仍维持原有姿势，一旦超出肌肉耐受生理极限（一般在 2 小时左右，经过锻炼后可相应延长，从不锻炼者可相应缩短)，局部就会出现轻度水肿、渗出，产生无菌性炎症(严重时则可出现部分牵拉、断裂伤)，失治后可继发机化、粘连、肥厚，导致肌肉劳损，收缩力及耐力下降；进而可引起颈椎生理曲度改变并诱发椎间盘蜕变（膨出或突出)、骨质增生、韧带钙化，导致颈椎病。

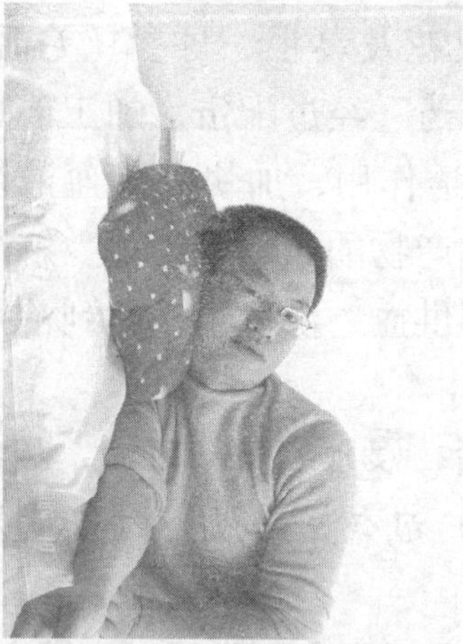

图 1－24D　错误的侧卧睡姿

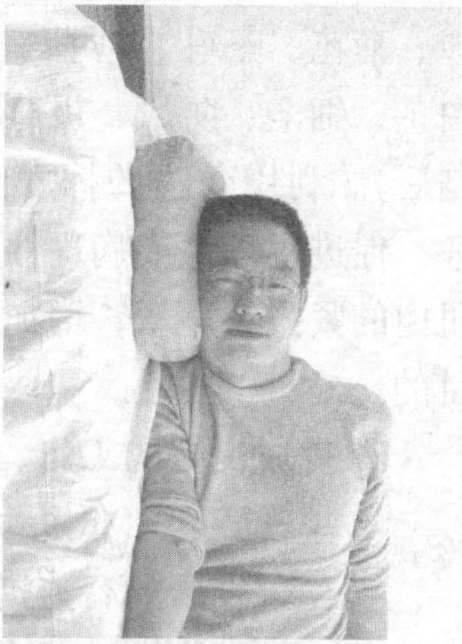

图 1－24E　正确侧卧睡姿

因此，养成良好的生活、工作习惯，在肌肉疲劳到达生理极限之前（即 2 小时之内，最好在生理需求期内，或 1 小时左右)，即经常地改变体位与姿势，防止颈肩部肌肉劳损，是防止颈椎病发生发展的有利措施。

3. 持之以恒，积极、主动、正确的颈、肩部肌肉功能锻炼，是预防与治疗颈椎病的最佳手段

如果说学会枕枕头、尽量少低头是预防颈肌劳损，防止颈椎病发生、发展的有利措施，那么积极、主动、正确并持之以恒的颈、肩部肌肉功能锻炼则不但能够预防颈椎病，而且能够有效地阻止其发展并治疗颈椎病。缓慢、有力、适度地进行颈部前屈、后伸、左右侧屈、环转及旋转运动，以及用头顶或下颌写“米”字与“凰”字的锻炼方法对于正常人来说无疑是正确的，可使颈部肌肉均衡得到锻炼；但对颈椎病患者而言则是不完全正确的。因为正常人群的颈部肌肉功能相对对称、协调，训练时有必要共同提高、协调发展。但对于一个颈椎病患者来说，其功能受损、力量下降的肌肉则主要集中在颈、肩后部，只有侧重加强颈、肩后部肌肉的功能锻炼，才能使其功能相对提高，求得与颈前肌肉力量的动态平恒，达到维持颈椎正常生理曲度，减轻颈椎间盘承受压力的作用。

正确的训练方法古称“与项争力”。

与项争力：头先微屈，然后用双手食、中、无名指及小指指腹适力按压在颈后部，缓慢用力收缩颈后部肌肉，使头抬起并后仰，坚持片刻后再缓慢放松。按压颈部的手指自上而下，始于枕后隆凸（风府穴），止于大椎。反复5～7遍。

有人将其演义为：“金龟望月”、“肥猪拱圈”、“战

马嘶鸣”、“金鸡报晓”等；更有人戏称为“舔盘子”。生活休闲时放风筝、游泳、望星空等类似的运动形式均是有益的。

与之相配合的动作还包括“引颈后伸”及“提肩后旋”等。

引颈后伸：一手置于头顶（百会），手心向上；另一手置于腰际（命门），手心向后；双手交替放置，头颈同时尽力后仰并坚持片刻，反复5遍。

提肩后旋：先将肩部缓慢尽量提（耸）起，再尽量携力后旋，双侧交替（亦可同时）进行，反复5遍。

由此可知，下棋、打麻将、上网、玩电子游戏等类似活动少则逸情，多（超过2小时）则于颈肌无益。这些功能锻炼有必要当成一项任务、工作去完成，每次低头伏案1小时左右（感到疲劳不适时，最长不超出2小时）即应有意识地做几次，达到保护颈肌、防止劳损的作用。睡觉前、晨起后、课间、工间、午休时有意识地做上几组，即能达到锻炼目的（每组能做10个时只做8个，能做3组时只作2组，循序渐进，逐步提高。防止出现超负荷收缩造成新的水肿、渗出，引起损伤）。不用花费很多时间、精力与金钱，即能达到保健、强身目的。所谓没时间锻炼绝对是借口并且是错误的。正确的颈肌锻炼不但能避免、消除肌肉的劳损，提高其弹性与张力，而且对保护颈椎生理曲度，保障椎动脉、颈内动脉向脑部供血，减少椎间盘所承受压力，防止椎间盘膨出或突出，预防椎体骨质增生与韧带钙化，均有着显著的临床保护意义。

4．积极治疗颈、肩部各种急性损伤，是防止颈椎病发生的重要环节（简称早治病）

在日常工作与生活中，这样或那样的颈、肩部急性损伤在所难免，而损伤肯定伴有水肿、渗出或出血。因此，及时、正确地就医治疗，使这些急性水肿、渗出及出血能尽快、全部地吸收、消散，避免出现继发粘连，是有效保护颈部肌肉、韧带，防止颈椎病发生的必要手段。生活中常有些人以“症状轻，没啥事”或“工作忙，没时间”为借口不去治疗（失治），延误最佳治疗时机，致使其水肿、渗出未吸收反而继发机化、粘连，导致颈肌功能受损，从而为颈椎病发生与发展提供了温床。当然，有时错误地治疗（误治）更可怕，更有害无益，因此，一定找专业医生医治。

（二）颈椎病的治疗

颈椎病的治疗主要分为保守治疗与手术治疗两大类。

- 治疗
  - 保守治疗
    - 牵引治疗
    - 药物治疗
    - 推拿手法治疗
    - 针灸治疗
    - 其他治疗
  - 手术治疗

1. 保守治疗

适用于颈型、神经根型、椎动脉型、植物神经型及部分轻度脊髓型颈椎病。经过及时、准确、系统地治疗，均能达到症状消除，临床治愈。对于功能性颈椎病可达到解剖学治愈。内容包括牵引治疗、药物治疗、推拿治疗、针灸治疗等。

（1）牵引治疗

牵引治疗可分为自身重力牵引及机械牵引两大类。其目的在于通过纵轴牵引来扩大椎间隙，从而：①减轻椎间盘所承受的自身重力性压迫，预防或减轻椎间盘膨出与突出，减慢其蜕变速度；②缓解对椎动脉的影响与挤压，改善脑部供血；③扩大椎间孔，缓解或解除对脊神经的刺激、压迫，消除脊神经刺激症状；④扩大椎管，减轻脊髓刺激与压迫；⑤解除颈肩部肌肉紧张、痉挛，减少水肿、渗出，避免其产生慢性、静力性损伤，有助于颈椎生理曲度的恢复。

1）自身重力性牵引

人仰卧于床上，头颈部慢慢伸出床外，自然下垂，靠头颅自身的重量加以牵引。

牵引的时间以能耐受、无不良反应为标准，一般在20分钟左右。牵引的角度，须由医生指导或以自觉舒适为度，床边与颈后的空隙，可用毛巾或小枕类物品支撑，以利于颈曲的恢复。牵引结束时，须先将头颅移回床上，休息片刻，左右活动颈椎数次后再慢慢翻身坐起。不可突然直接坐起(如仰卧起坐样)，避免因骤然改变体位而引起短暂性脑供血不足。此外，由平卧位突然变成直立位，心脏负担亦骤然加大，很容易引发急性心、脑血管疾病，须加以注意。这种牵引方式简单易学，实用有效，不但对于颈椎病患者，对正常人群而言亦有养生意义。（休息时正确地使用枕具，实际上就是一种自身重力牵引）

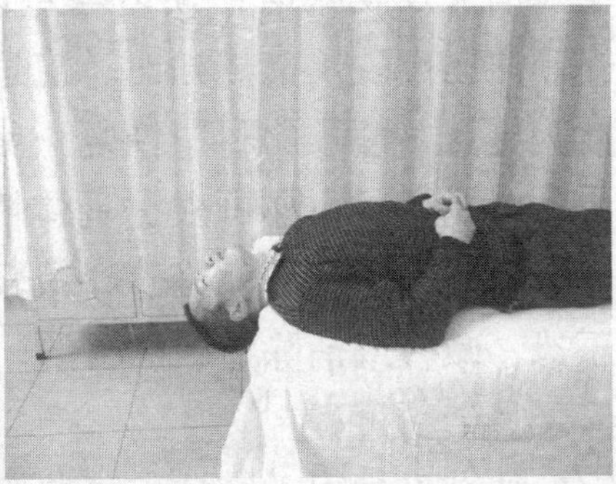

图 1－25　自身重力牵引

2）机械牵引

即采用牵引架、牵引床等牵引器材进行的牵引。

①牵引体位

从牵引体位上而言，可分为坐位牵引与仰卧位牵引两大类。

a. 坐位牵引简单、方便，对场地的要求较低，但效果相对较差（它仅有纵轴牵引力，对颈曲的纠正效果较差）。

b. 仰卧位牵引既有纵轴牵引力又有利于颈椎生理曲度的调整与纠正，疗效相对较好。

②牵引角度

以临床症状减轻或消失为标准。在患者生理曲度尚好时，可以只采用纵轴牵引，不垫枕头；当患者颈曲变小、消失及反张时，须适当垫以圆枕，以利颈曲恢复；当颈曲已出现反向成角时，应适当垫以尖圆枕，以便以此为支点，使颈曲尽量恢复正常；若椎间盘变窄，椎间盘已有蜕变时，亦可根据具体情况，采用轻度前屈或后仰牵引，以达到增宽椎管，减轻脊神经及脊髓受刺激与压迫，减轻或消除症状的目的。

③牵引过程

从牵引过程上区分，可分为间歇性牵引与持续性牵引两大类。

a. 间歇性牵引

即指在牵引过程中力量由轻到重，在适当力度时坚持片刻再缓慢放松，反复进行。安全系数较高，但多数患者因惧怕心理的影响而不能完全放松，对牵引效果常有影响。

b. 持续性牵引

即指在牵引过程中始终保持同一种力度。更有利于肌肉放松与椎间盘的回纳，但要求严格掌握好牵引的力度与时间，避免造成颈、肩部肌肉、韧带及颈椎间盘损伤。

④牵引重量

牵引的力量以能够解除肌肉紧张、痉挛，拉大椎间隙，促进椎间盘回纳，加宽椎间孔、椎管，减少肌肉、椎间盘、骨刺等组织对脊神经根、脊髓等的刺激、压迫，减少炎性水肿渗出等为目的。力量太小达不到治疗效果，力量太大又容易造成不应有的软组织损伤，故应严格掌握，因人而异。一般而言，当从小重量牵起，逐渐加大，以患者临床症状减轻或消除，或患者感觉舒适为标准（适应后可再逐步加大重量，反之则可随时减轻重量）。从临床实际中观察得知，颈椎牵引的合适力度应在体重的25%左右。

⑤牵引时间

牵引的时间一般在20分钟左右，即生理需求期间。承受力强的人可适当延长，但决不能超越生理极限，否则必造成损伤。

牵引是一门技术，不是随便谁都可以操作的简单劳动。正确的掌握牵引体位、牵引角度、牵引方式、牵引重量、牵引时间是提高疗效、防止意外发生的依据。

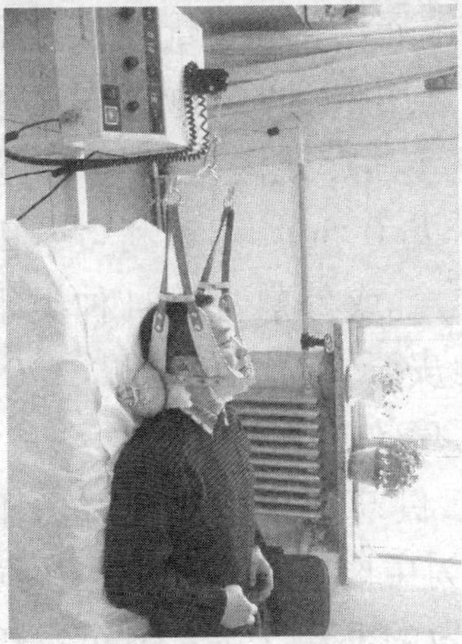

图1-26A 仰卧位牵引

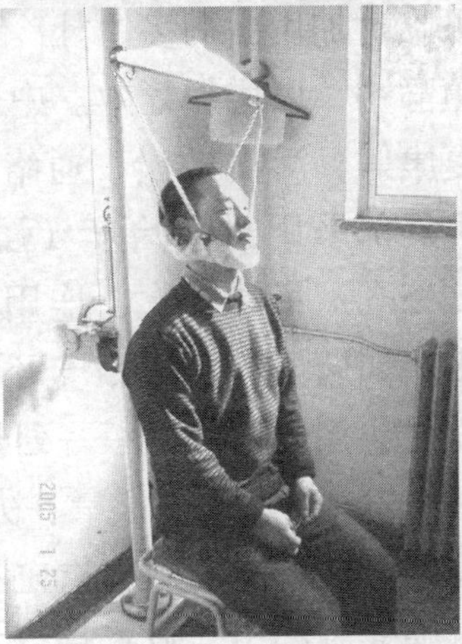

图1-26B 坐位牵引

（2）药物治疗

药物治疗颈椎病涵盖的范围很广，包括中药治疗与西药治疗、全身给药与局部用药等等，需要在专科医生指导下进行。

1）以疼痛、麻木、窜痛等脊神经受到刺激、压迫，炎性反应为主要症状者，可选用芬必得、氨糖美辛、扶他林、萘丁美酮（泰立芬）、甲钴胺（泛敏补）等消炎止痛类药物（具体用法参照药品简介）；病情严重时可静脉给药治疗，一般选取地塞米松 10mg 加 5% GS 250ml，每日 1 次，连用 3～5 天（需密切注意血糖、血压等变化）；亦可选用中药复方丹参注射液 20ml 加 5%GNS 250ml，每日 1 次，连用 3～5 天；疼痛剧烈时，可临时加用曲马多、杜冷丁等镇痛药，亦可配用安定等镇静剂，以增加疗效。中药可选用根痛平、颈痛灵、颈复康等，活血散淤、通络止痛（其疗效因人而异）。亦可局部采用封闭治疗（强的松龙 0.5ml + 3% 利多卡因 2～5ml，每周 1 次，连用 3 次）。或外敷膏药（种类很多，如麝香追风膏、金不换狗皮膏、奇正消痛贴、701 跌打止痛膏等，不一一列举），疗效亦因人而异。

2）以头痛、眩晕、失眠、健忘、多梦、注意力不集中、视物模糊等脑供血不足为主要症状者，应尽快缓解脑缺氧状态，吸氧是行之有效的办法之一；亦可选用太极通天口服液、眩晕停、金纳多口服液等成药或静脉滴注葛根素、醒脑静、复方丹参注射液等。

3）以植物神经系统功能紊乱为主要症状者可选用谷维素、维生素B族、维生素C及中药七叶神安片、更年安等药物治疗。

药物治疗必须在医生指导下进行，不宜自行用药，故在此不赘述。

（3）推拿手法治疗（需由专业医师操作）

推拿治疗颈椎病的机理，主要是通过采用不同的推拿手法，①加快局部血液循环，促进已有炎性反应物的吸收、消散；②解除肌肉紧张、痉挛，减少新的水肿、渗出及其对脊神经的刺激、压迫；③防止及解除肌纤维粘连；④促进椎间盘回纳。从而达到消除炎性反应等对脊神经、脊髓、椎动脉等的刺激、压迫与影响，减轻或消除临床症状。推拿手法对已膨出或突出的椎间盘、已出现的骨刺及韧带钙化，没有解剖学上的改善（即不能将其复原、变小或消失），但可减轻或消除其引发的临床症状。

1）颈肩部㨰法、一指禅推法、指揉法、点按法等

目的在于加快局部血液循环，促进已有炎性反应物的吸收、消散；解除肌肉紧张、痉挛；减少新的水肿、渗出及其对脊神经的根性刺激、压迫。

操作一般多由㨰法开始，在颈肩部疼痛区施术（多选取斜方肌上束与中束、肩胛提肌、菱形肌、头颈夹肌、竖脊肌颈段、项韧带等），以痛点为中心。力度由轻渐重，以得气或患者能耐受为标准，10分钟左右或至

局部温热、血液循环加快。目的在于促进炎性水肿的吸收、消散（温经散寒、行气活血）；继以一指禅推法或指揉法、点按法，痛点施术（每次可选取症状最剧烈、最具代表性、对病症影响最大的两三个点施术）。常用腧穴多选取阿是穴、风府、天柱、风池、肩井、肩中俞、肩外俞、附分等。手法轻重以得气为度，5分钟或至疼痛明显减轻或消失（或至肌肉柔软）。目的在于解除肌肉的紧张、痉挛，减少新的水肿、渗出（解痉止痛）。

2）颈旁病位阳性反应物或压痛敏感点或夹脊穴弹拨法、点按法

顺序选取颈旁阳性反应物或压痛敏感点或夹脊穴施以弹拨法，手法轻重以患者能耐受为度，3～5分钟。注意体现中医“治筋喜柔不喜刚”及“治筋十取其一”的原则。目的在于松解粘连（软坚散结）、解除其对脊神经的根性刺激、压迫。弹拨过程中可适时采用点按法，缓急止痛，腧穴多选取阿是穴、缺盆、列缺、养老等。

3）颈椎定位扳法

多采用坐位或仰卧位，酌情选取前屈或后仰定位扳法，左右各1次。目的在于防止、解除粘连；调整肌肉紧张度；调整颈椎的相对位置；促进椎间盘回纳。

临床常用的定位方式有两种，其一是颈旁阳性反应物或痛点平移定位法；其二是X光辅助定位法。

颈旁阳性反应物或痛点平移定位法：即先用手指在

颈旁找到阳性反应物或压痛敏感点，然后再将手指平移至相应的棘突上或棘突间定位。

X光辅助定位法：即参照影像学提示的成角位置或椎间盘突出部位直接定位。

具体施用扳法时，应先定位，然后在保持足够牵引力下，先使颈椎慢慢前屈或后仰，当颈椎屈伸轴到达定位点时，再适力适度施以旋转，确保手法施用的准确性及安全性。操作时定位准确，牵、摇、扳一气呵成，疗效最佳。在手法施用过程中，按在定位点上的手指可感到椎体移动，同时常可听到关节弹响，属正常现象。操作时定位处手指感到椎体已有错动即告达到目的，不可过分追求弹响声，以防他变。

当患者不接受、不配合时应不用扳法，以免造成损伤。患者肌肉不放松时若强行使用扳法，最易造成颈肌损伤；颈肌损伤后阻力骤减，最易引起旋转角度过大而损伤脊神经或脊髓，造成意外。

关于颈椎病应该使用前屈扳法还是后仰扳法，目前还在探讨中。前屈位时可有效地增大椎管间隙，便于减轻或消除凸出物对脊髓的刺激与压迫，但一旦施加扳动、旋转，则椎间盘后移，容易引起椎间盘向后突出，加重症状（因为在此条件下，椎间盘前部压力较大，推挤髓核后移）。许多临床失误、意外均源于此。后仰位扳法则可有效避免这一弊端（后仰时椎间隙前宽后窄，有利于椎间盘回纳）。

4）辨证加减

根据患者的不同证型，应随症加以变化。

①神经根型：侧重解除对臂丛神经的干性刺激，恢复神经功能，消除症状。

首先在疼痛敏感区施以拿揉法，放松肌肉（如三角肌，肱二、三头肌等），继在神经循行的相应经络、腧穴上施以弹拨法、点按法，行气活血通络，腧穴以缺盆、极泉为引导，再根据具体的放射痛线路，选取不同的经络与腧穴。症状以桡神经支配区为主时，多选取手太阴肺经及手阳明大肠经，腧穴如肩髃、臂臑、肘髎、曲池、手三里、温溜、列缺、合谷、少商、商阳等；症状以尺神经循行区为主时，则多选取手少阴心经及手太阳小肠经，腧穴如小海、少海、神门、少泽、少冲；症状以正中神经支配区为主时，则多选取手厥阴心包经及少阳三焦经之曲泽、内关、外关、阳池、劳宫、中冲等(详可参考中篇——神经解剖学，此不一一而论)。配以五指捋顺法、牵指法及上肢循经捋顺法、提抖法、搓散法结束。

②椎动脉型：侧重解除头皮毛发区血管、神经的紧张、痉挛；调节颜面部肌肉紧张度；增加颈内动脉及椎动脉向脑部供血；缓解脑缺血状态。达到解痉止痛，醒脑明目的目的。

a. 头皮毛发区手法

首先在头皮毛发区施以扫散法，既放松肌肉，又可探寻有无紧张、痉挛的肌肉、神经或血管。如果有，即以此为俞（阿是穴）行指揉法、点按法，直到疼痛缓解或消失。并需反复扫散、探寻，点按 3～5 遍。如果痛点始终如一，则总在此施法；如果痛点转移，则在新的痛点上施术，即“以痛为俞”。手法轻重以患者能耐为度，即“不痛用力”。如果没有明显压痛点，则主要选取百会、四神聪、头维、角孙、风府、风池等穴施术。配以头皮毛发区指拿法、指叩法、五指循五经自前而后捋顺法、分推两鬓胆经法（各 3～5 遍）结束。通过改善颈外动脉供血，达到影响颈内动脉供血的目的。并同时减轻或消除头痛等症状。

b. 颜面部手法

首先以鱼际揉法施术于颜面部肌肉（以额肌、眼轮匝肌、颞肌、颧肌、咬肌、口轮匝肌为主），手法要求轻柔和缓，不疾不徐，10 分钟。调节颜面部肌肉紧张度，增加脑部血液流量，改善脑缺氧状态。（据报道：颜面部肌肉紧张度可影响脑部的血液灌流量。当颜面部肌肉紧张时，脑部血液流量减少，反之则增加。这在生活中亦可得到验证，当人们刚刚睡醒时，面部肌肉相对僵硬，思维相对迟缓并有头昏、头沉等脑缺血症状；搓揉颜面部肌肉至柔软时，这些情况可得到明显的改善）继以指揉法、点按法分别施术于颜面部腧穴如睛明、攒竹、鱼腰、阳白、瞳子髎、四白、迎香、巨髎、颧髎、地仓、人中、承浆、太阳、颊车等穴，每穴 3 次，得气为度。最后以颜面部抹法结束。其操作为：

抹法一：首先以拇指指腹作着力点，开天门、推坎宫、运太阳，上至头维，揉头维，沿手太阳三焦经循前发际推至耳前下关穴，再换以中指指腹作着力点，循发际绕至耳后风池穴，揉风池，配点安眠。反复3~5遍。

抹法二：以拇指指腹作着力点，开天门，反推天门，环眼周诸穴，夹鼻旁诸穴，绕唇周诸穴至地仓，点按地仓。反复3~5遍。

抹法三：以拇指指腹作着力点，开天门，反推天门，经巨髎、颧髎抹至太阳，换大鱼际作着力点，循足阳明胃经直抹至颌下；再以四指指腹作力点，反抹至太阳。反复3~5遍。

c. 揉桥弓

推揉两侧桥弓穴，手法深透有力，温热得气为度。目的在于刺激颈动脉鞘，调整颈内动脉向脑部供血，并调节迷走神经功能。

③植物神经型：侧重对症处理。

在椎动脉型的基础手法之上，见有咽干咽痒、说话有别扭感或声音嘶哑（咽支症状）时，可一指禅推夹喉穴并点震天突、膻中；见有胸闷、心悸、气短者（心支症状）时可指揉、点按心俞、神门、内关；见有食欲不振、腹胀、恶心、呕吐者（胃支症状）时可取内关、脾俞、胃俞、足三里；烦躁、易怒、烘热、多汗者可分推胸胁，点章门、太冲；便秘或腹泻者可配摩腹、一指禅推天枢、掌颤神阙；月经不调，性功能障碍可擦八髎，揉肾俞、曲骨、掌颤关元等。

④脊髓型：主要治疗特点在于一定选取颈椎后仰定位扳法，左右各一次。(采取仰卧位时施法更安全)

5）颈、肩部放松手法

目的在于加快局部血液循环，促进生理性及病理性代谢产物（包括手法造成的渗出）吸收、消散。（温经散寒、祛风通络)

常选用颈、肩部拿法、散法、劈法、扣法、推法等。反复数次。

以上手法隔日 1 次，每次30分钟。3～5次症状即有改善,5～10次当有明显疗效,20次左右可基本痊愈。

(4) 针灸治疗

须由专业医师操作。

主穴：风池、颈夹脊、风府或哑门、大椎、附分、肩井。

配穴：

①颈肩痛　肩中俞、肩外俞、肩髃或肩髎、后溪。

②神经症状　列缺、外关、曲池、昆仑。

③头痛　百会、四神聪、印堂、天柱、合谷。

④心脏症状　膻中、内关、神门、太冲。

⑤咽喉症状　膻中、天突、扶突。

⑥胃肠症状　中脘、天枢、足三里。

(5) 其他治疗

颈椎病的其他疗法亦很多，如小针刀、穴位注射、刮痧、火罐等，均有一定效果。

2. 手术治疗

大部分颈椎病患者均可经保守治疗临床痊愈，手术治疗适用于保守治疗无效的较为严重的脊髓型颈椎病、会厌及食道受压型颈椎病，手术方法很多，此不详述。

六、有关颈椎病的常见疑问

1. 颈椎病能完全治愈吗？

如前所述，颈椎病可分为功能性与器质性两大类。功能性颈椎病经过及时、有效、系统地推拿、针灸等治疗及积极、主动、正确地颈肌功能锻炼，不但临床症状可以完全消失，解剖学改变亦能完全恢复正常，达到解剖学治愈。器质性颈椎病经过上述治疗及锻炼后，临床症状能完全消失，但解剖学改变难以恢复，仅能达到临床治愈。

2. 增生的骨刺、钙化的韧带能恢复正常吗？能通过针灸、推拿消失吗？

骨质增生是指关节内软骨蜕变，不断骨化、钙化而成，俗称“骨刺”。本属正常的生理蜕变，但当其影响了周围的血管、神经、脊髓等，引起了相应的临床症状时，则为病态。保守治疗能改善、消除其引起的临床症状，但却不能使其变小或消失。韧带钙化是指正常韧带在急性或慢性损伤后不断机化、肥厚、骨化、钙化而成，机理同骨质增生相似，治疗结果亦相同。

3. 膨出、突出的椎间盘能回去吗?

椎间盘膨出是指椎间盘髓核脱水、纤维环松弛后继发的椎间盘高度下降、直径增加，超出椎体外缘而言。本属于正常的生理蜕变现象，但当其影响了与之相邻的血管、脊神经、脊髓等，引起了相应的临床症状时，则属病态。椎间盘的蜕变（膨出）除与年龄有关外，并与其周围的肌肉力量下降有关。当椎旁肌肉力量增强时(可通过主动锻炼达到)，可减缓其蜕变速度，但却难以让其恢复原有状态。针灸、推拿等治疗虽能减缓、阻滞其发展，减轻、消除其引发的临床症状，但也不能使其完全恢复原有状态。

椎间盘突出是指椎间盘纤维环破裂、髓核溢出，其程度较膨出更重，造成的影响更大。针灸、推拿等同样能减轻、消除其对脊神经、脊髓的刺激、压迫，减轻、消除临床症状，使其部分回纳（位移)，却不能完全使其复原，恢复正常。

4. 变小、消失、反向成角的生理曲度能恢复正常吗?

维持颈椎生理曲度正常的力量本身来源于两方面，即内稳定与外稳定。内稳定主要由椎体、椎间盘、椎间（钩突）关节、椎旁韧带完成，外稳定则由椎旁肌肉实现。如果颈曲改变是由于内稳定失调导致，即因为椎体骨质增生、椎间盘突出或膨出、椎旁韧带劳损等引起，则难以恢复。以上均属器质性改变，不可能完全恢复原有正常状态。但如果颈曲改变是因为外稳定失调（即肌肉劳损、力量下降）引起，那么通过及时、准确、系统地治疗及积极、主动、正确地颈肌功能锻炼，是完全可以恢复正常的。

中篇

与颈椎病相关的解剖学知识

一、颈部骨骼

颈部共有椎骨7节,分称第1～7颈椎(见图2－1)。

其中第 3～6 颈椎形态、结构、功能基本一致，而第一、第二、第七颈椎则各有其特点，分称寰椎、枢椎、大椎（或隆椎）。

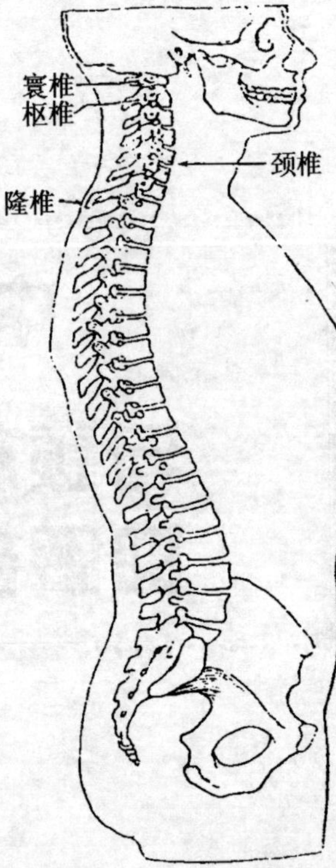

图 2－1 颈椎

每一节椎骨，均由椎体、椎弓（椎板）及突起三部分构成。

椎骨
- 椎体——椎骨前部
- 椎弓(椎板)——椎体中部
- 突起——椎体后部

（一）椎体

椎体（见图 2－2）是椎骨的最前方，呈圆柱形。脊柱的高度主要决定于此及椎间盘。椎体是椎骨的主要承重（受力）部分，当椎骨出现压缩性骨折时，多发生于此（见图 2－3）。与其他椎骨（胸椎、腰椎）相比，颈椎的椎体较细小；但与自己相比，下位颈椎的椎体均粗

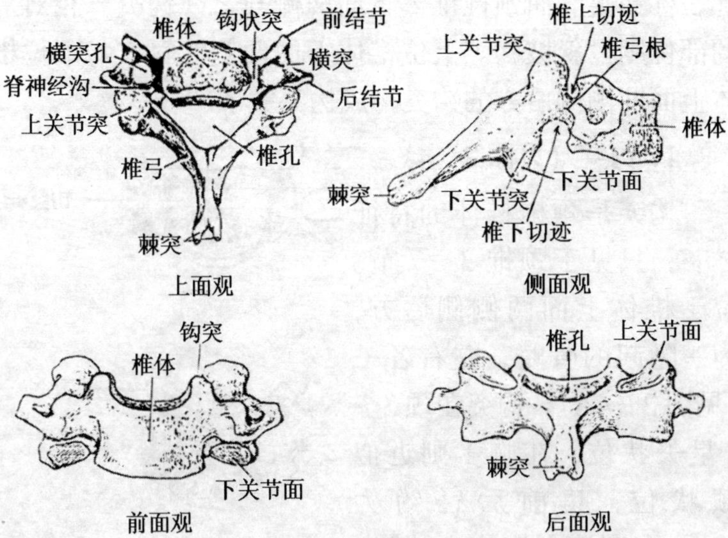

图 2－2　颈椎结构

大于上位颈椎椎体。

颈椎 3～7 节椎体的横径大约为矢状径的 2 倍，后缘略高于前缘。从水平位观察，颈椎椎体上面在横径上凹陷而在矢径上隆凸；颈椎椎体的下面则为在横径上隆凸而在矢径上凹陷，所以从整体上观察近似马鞍形。这种结构有利于相邻颈椎在连接上的稳固性。

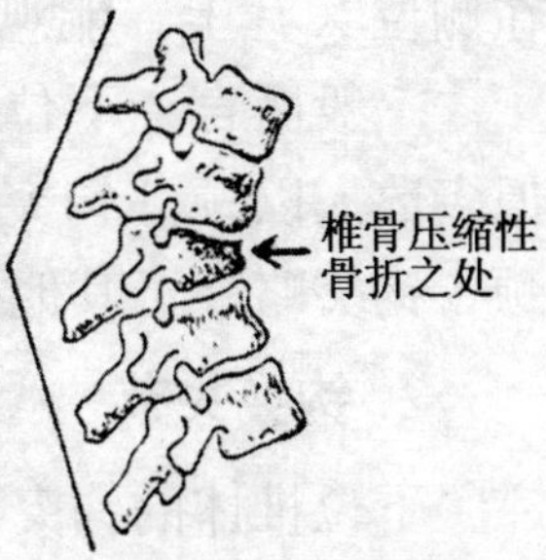

图 2－3　椎骨压缩性骨折

颈椎椎体上面侧后方有嵴样隆

起，称钩突。而颈椎椎体下面两侧与之（钩突）相对应的部位则呈斜坡状。上位椎体下面两侧的斜坡与下位椎体上面两侧侧后方的钩突构成钩突关节。

1. 钩突（见图2-4）

钩突是颈椎椎体的特征之一，只见于颈椎3～7节。位于椎体上面两侧侧后方，为一隆起的骨嵴，左右各一(见图2-4A)。钩突在颈3～7呈矢状位，在胸1则近似额状位。其前后径约为10mm，高度约5mm，基底部宽约5mm，且左右对称。在颈椎正位X片上，可以观察到其高度及基底部宽度；在侧位X片上，能观察到其前后径。

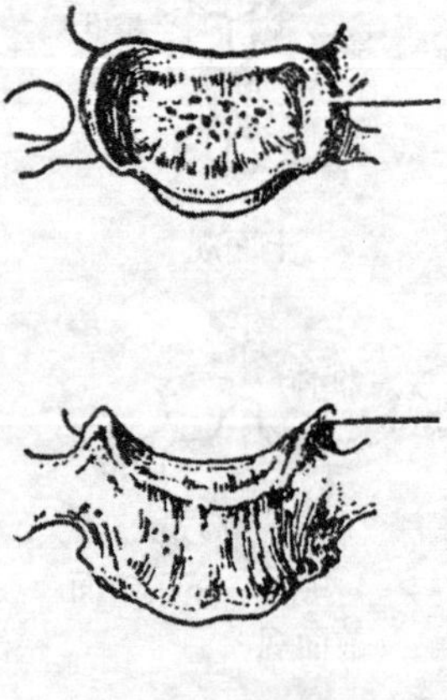

图2-4A　钩突

一般而言，下位颈椎的钩突略高于上位颈椎钩突，但多数人以颈5钩突为最高。这在读X片时应注意到，颈5钩突略高于其他椎体时不一定是增生。

2. 钩突关节

下位椎体的钩突与上位椎体下部的斜坡形成钩突关节，也叫Luschka关节或钩椎关节、椎间侧关节。属滑膜关节，表面有软骨附着，周围有关节囊包绕，是颈椎椎骨的连接结构之一，是颈椎被动运动时的一个运动轴。其关节缝有外倾100度左右的夹角，具有限制颈椎侧向移位，加强颈椎稳定的作用（见图 2－4B)。

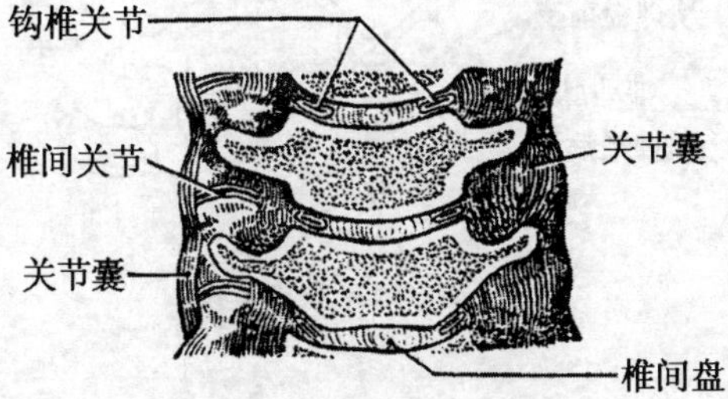

图 2－4B　钩突关节

3．钩突生理及病理

钩突所处的位置极为重要（见图 2－4C、D)，其内侧为椎间盘，外侧则有脊神经沟及横突孔。因此，钩突具有一定的防止椎间盘向侧后方凸出、防止其刺激脊神经及椎动脉的作用。

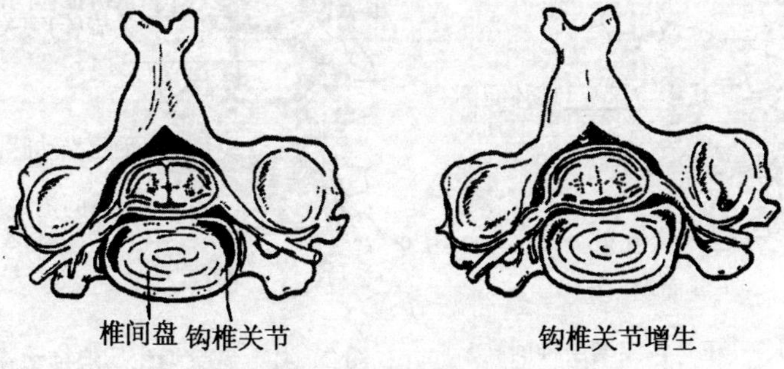

图 2－4C　钩突与周围结构

同样，当钩突受到过度摩擦刺激而增生后，则有可能使椎间孔变小，直接刺激脊神经引起神经刺激症状

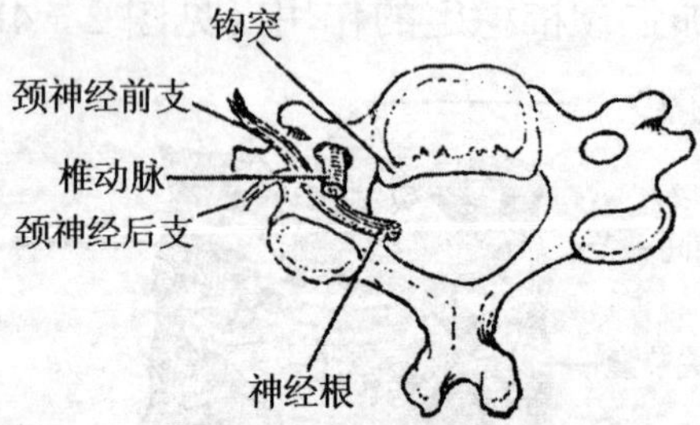

图 2－4D　钩突与椎动脉及颈神经

（见图 2－4E）；钩突增生后，亦可直接刺激、压迫椎动脉，引起椎动脉供血不足（见图 2－4F）。

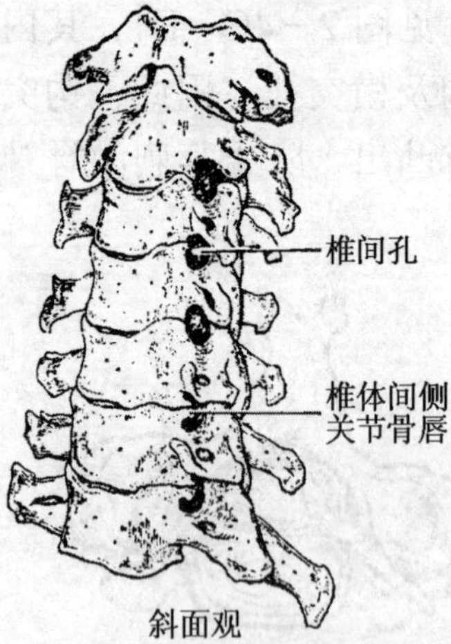

图 2－4E　钩突增生椎间孔变小刺激脊神经

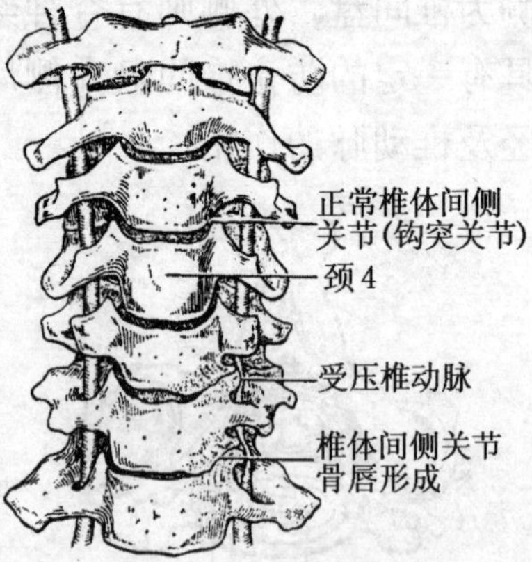

图 2－4F　钩突增生压迫椎动脉

钩突增生亦可以通过其他的位置学改变（脊柱旋转）而间接引起脊神经及椎动脉的刺激、压迫症状。

（1）当一侧钩突增生时，两侧关节高度改变，脊柱原有动态平衡被打破，颈椎失稳。可引起其出现沿矢状轴旋转，从而使患侧椎动脉受到牵张而对侧椎动脉受到挤压引起血液动力学改变，诱发椎－基底动脉供血不足；同时可使患侧脊神经受到牵拉（可能与周围组织发生摩擦）及使对侧脊神经受到挤压（椎间隙改变造成椎间孔变小）而诱发脊神经刺激症状。

（2）一侧钩突增高后，还可使颈椎失稳，出现沿垂直轴旋转，从而使双侧椎动脉及脊神经受到牵拉扭转而出现椎动脉症状及脊神经症状。

（3）两侧钩突同时增生（变尖），可使颈椎失稳，出现沿冠状轴旋转（成角），使两侧脊神经及椎动脉均受到牵拉影响而出现相应症状。

（4）钩突增生后，颈椎内稳定失调，从而加大了外稳定力的负荷，日久积累，使颈部肌肉、韧带因受到慢性静力性持续牵拉而劳损。颈部肌肉劳损后，支撑力下降，导致椎间盘受压加剧，椎间隙变窄，钩突受摩擦机率升高，加剧增生，形成恶性循环。

（二）椎弓（见图2－2）

椎弓，又称椎板，是椎体后面的两块弓形骨板。由椎体的后外侧发出，在椎体正后方合围相交融为一体，与椎体后壁之间形成一个骨性圆孔，叫椎孔。若两侧椎板未能完成相交合围，则构成脊椎裂。多因母亲孕期缺乏叶酸等物质引起。所有椎骨的椎孔上下贯通，形成一个骨性通道，叫椎管。椎管上连颅腔，下达骶骨裂孔，是脊髓的容身之处。

椎板与椎体相连的部分较细，叫椎弓根。受外伤时此处容易发生骨折断裂，称峡部裂，是引起椎体真性滑脱的一个重要原因。椎体假性滑脱多因椎间盘蜕变即膨出或突出引起。

椎弓根上下缘各有一个切迹（凹陷），分称椎上切迹与椎下切迹。相邻椎骨的椎上下切迹之间形成一个卵圆形孔，叫椎间孔，是脊神经从脊髓发出后由椎管内向椎管外分出的通道。此孔因各种原因变小（如椎间盘突出、椎体后缘骨质增生等），可以引起脊神经受到不同程度的刺激、压迫而引起脊神经症状。

1. **椎管**

如前介绍，所有椎骨的椎孔在骨连结的作用下相互延续，形成一条骨性通道，上延至颅骨枕骨大孔，下抵止于骶骨之骶骨裂孔，叫椎管。

椎管内容纳脊髓通过，脊髓上接脑干，下止于终丝，是中枢神经系统的一部分。（详见神经系统）

从椎骨中部水平位观察，椎骨的椎体后壁（即骨间嵴）与两侧椎板（弓）构成骨性椎管。在其表面，分别有后纵韧带、黄韧带附着，形成软组织椎管内衬（软组织椎管）。其中任何一个环节发生解剖学变化（指厚度），如椎体后壁（即骨间嵴）骨质增生，黄韧带、后纵韧带肥厚或骨化与钙化等，均可引起椎管内径变窄，造成解剖学上的椎管狭窄（见图 2－5A）。

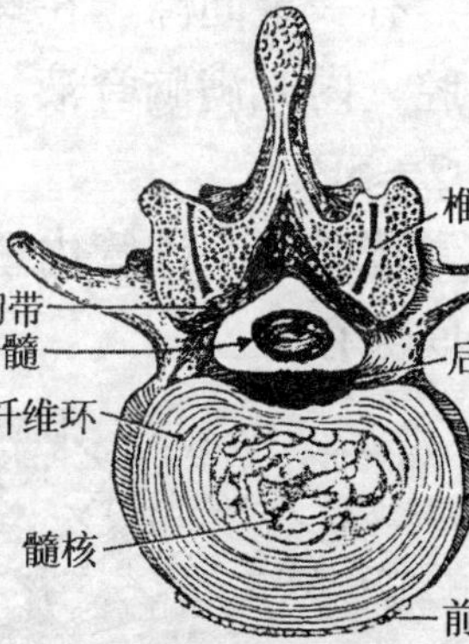

图 2－5A **椎管结构**

一般而言，颈椎椎孔呈三角形，横径较大，约为（22.58 ± 1.22）mm，矢状径较小，约为（15.47 ± 1.11）mm。颈椎 3～7 椎管矢状径平均值男性为 16～17mm，女性为 15～16mm；正常矢状径最小男为 13mm，女为 12mm。在颈椎侧位片上观察，椎管矢状径平均值 C1 为 20～24mm，C2 为 18～21mm，C3～C4 为 12～14.5mm，C5～C7 为 11～13.5mm。

而位于椎管内的脊髓，各段横径及矢径均不同，第 6 节颈髓（颈膨大）最宽处横径为 13～14mm，矢径为 7mm；胸髓横径 10mm，矢径 8mm；第 2 节腰髓（腰膨大）横径为 12mm，矢径为 8.5mm。

脊髓外面有硬膜囊包裹，硬膜囊自外向内分别由硬脊膜、蛛网膜、软脊膜组成，在硬脊膜与椎管内壁之间有硬膜外腔存在，内充满脂肪；在硬脊膜与蛛网膜之间存在有硬膜下腔，有一定间隙；在蛛网膜与软脊膜之间存在有蛛网膜下腔，内充满脑脊液，最内层的软脊膜则包裹脊髓（如图 2－5B）。

因此，在正常情况下，椎管内壁与脊髓及脊神经之间始终有正常的间隙存在。

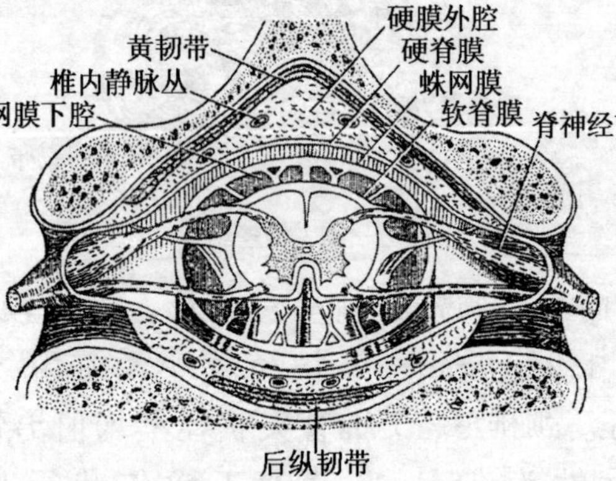

图 2－5　B 脊髓及其被膜与椎管

因此，轻度的椎管内径狭窄并不一定造成脊髓及脊神经受到刺激而引发临床症状，只是一种解剖学意义上的椎管狭窄；只有当椎管内径绝对狭窄（颈段横径小于 14mm，矢径小于 7mm；腰段横径小于 12mm，矢径小于 8.5mm），椎管内壁已经对脊神经或脊髓造成刺激或摩擦，才可能出现临床症状，形成临床上的椎管狭窄症。换言之，生活中很多人可能有解剖学上的椎管狭窄（随着年龄的增长，很多人都会有轻度椎间盘蜕变、骨质增生及韧带肥厚、骨化、钙化等，引起椎管轻度狭窄)，但并不一定是临床学上的椎管狭窄症患者（未刺激、影响脊髓及脊神经，无临床症状)。由于属潜在病患，应高度引起重视，注意养成良好的工作与生活姿势，并积极、主动地加强肌肉锻炼，防止病态加重、形成椎管狭窄症。

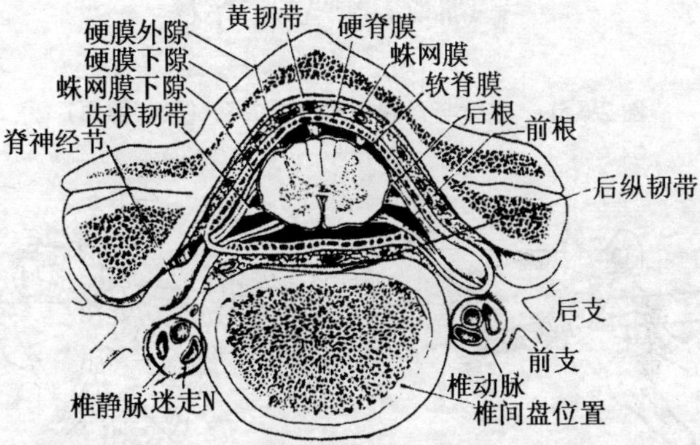

图 2－5C 椎管与脊髓相对位置关系（横切面）

从侧位（矢状位）观察，椎管前壁除椎体骨间嵴及后纵韧带外，在两节椎骨之间还有椎间盘后壁存在，因此，当椎间盘蜕变后膨出或向后方突出时，很容易挤压椎管，造成椎管狭窄而引发椎管狭窄症。这在临床上很常见，占临床椎管狭窄症 50％左右。

2. 椎间孔

椎间孔由上位椎骨的椎下切迹与下位椎骨的椎上切迹合围而成（是由上、下两个半圆的骨凹相合而成)，

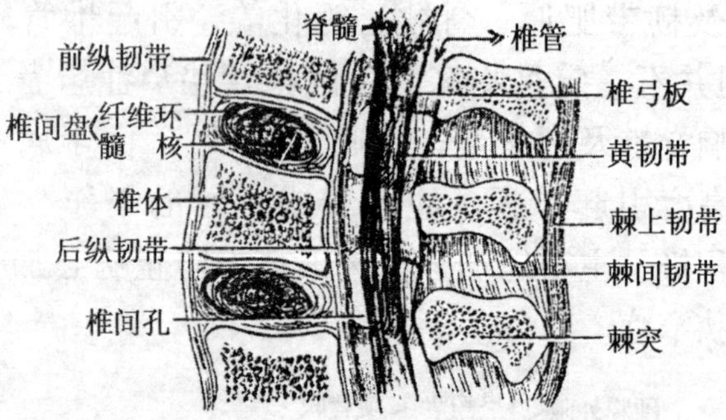

图 2－5D　椎管与脊髓相对位置关系（矢状切面）

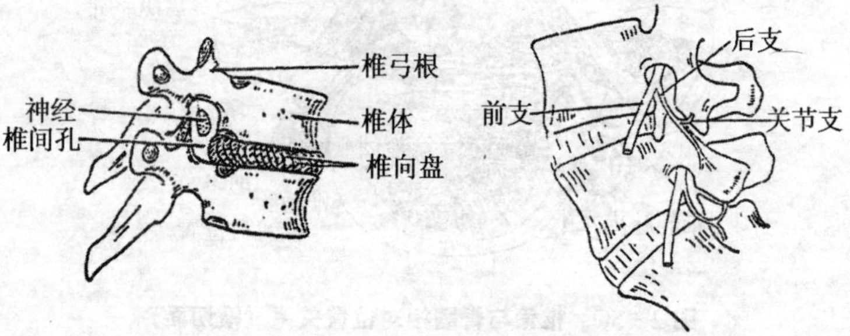

图 2－6　椎间孔与相邻组织

是脊神经从椎管内向椎管外分出的通路。它的上、下壁分别是相邻椎骨的椎上切迹与椎下切迹；它的前壁分别是上位椎体的后下壁、椎间盘纤维环后壁、下位椎体的后上壁；它的后壁则是下位椎体的上关节突与上位椎体的下关节突。因此，当椎体后壁及上下关节突（尤其是上关节突）骨质增生时及椎间盘向后膨出、突出时，均可直接造成椎间孔内径（前后径）狭小，并有可能刺激、压迫脊神经而引发临床症状。

此外，椎间盘是维持椎间孔高度的主要支撑力，椎间盘蜕变后高度下降，椎间隙变窄，椎间孔高度（纵径）亦随之下降，同样可以刺激、压迫脊神经而产生临床症状。

椎间孔在斜位片上多呈椭圆形，上下径大于横径。椎间孔与脊神经的相对比例为2:1或1.8:1。在颈部，椎间孔下部有脊神经通过，其余部分被血管、淋巴、脂肪组织等占据。

因此，轻度的椎间孔狭窄并不一定会引起脊神经症状，而一旦引起脊神经症状，肯定意味着脊神经与周围组织之间（如骨壁、椎间盘纤维环、脂肪组织等）有相互摩擦或压迫。这在临床读片时应考虑到，因为椎间孔变小不一定都有脊神经症状，可能还未刺激到；而椎间孔不小不一定没有症状，因为软组织对脊神经的刺激与压迫在X片上不能看出。

（三）突起

构成椎骨的第三部分叫突起，由伸向后方的棘突、伸向两侧的横突及位于横突之上、分别伸向上方的上关节突及伸向下方的下关节突组成。

1. 棘突

一个，伸向后方，由两侧椎弓融合而成（见图2－2）。C2～C6的棘突多呈分叉状，但并不绝对。C1（寰椎）不称棘突，叫后结节；C2（枢椎）棘突在侧位X片上观察纵径（上下径）最宽大，常作定位标志，分叉；C7(大椎)棘突最长,常作体表骨性标志,多数不分叉。

颈椎棘突末端的发育常不对称，棘突偏歪者占23.8%左右。因此，临床上用手触摸到及在正位X片上看到有棘突偏歪时，并不一定说明椎体真的有偏歪；而在棘突正直时（用手触摸感觉到或在正位X片影像上看到），也并不意味着椎体不存在旋转或偏歪。临床时必须结合其他的症状、体征具体分析、判断，才能得出正确的结论。

棘突上有项韧带（棘上韧带）及肌肉（斜方肌、背阔肌、菱形肌等）附着，是颈部屈伸及旋转运动时的一个受力点，容易出现急性损伤（急性颈肌牵拉伤）及慢性劳损（项韧带劳损与钙化、棘突骨膜炎等）。

2. 横突

一对。发自椎体的侧方及椎弓根，短而宽，向外并稍向前下。其上面有脊神经沟及横突孔(见图2－2),在横突及其前后的关节突上,有许多肌肉附着(见图2－7)。

(1) 脊神经沟

从椎骨的上面观察（见图2－2)，在椎体与椎板相连的部位（位于横突之上）有一个骨性凹陷，叫脊神经沟。在沟的前侧有隆起的前结节，在沟的后侧有与之相对称的后结节。脊神经沟内侧起始于椎管，外侧则是椎间孔，脊神经沟是脊神经从脊髓分出后离开椎管到达椎管外的通路。脊神经沟一旦有骨质增生，最容易造成脊神经受到刺激而引发临床症状。此外，在脊神经沟中部，另有一个与之相垂直的圆形骨孔，叫横突孔。7节颈椎的横突孔相互延续，亦可形成一条骨性通道，其中在上6节颈椎的横突孔内，有椎动脉通过，为脑部提供血液。脊神经与椎动脉在解剖学关系上相互比邻，在临床症状学中亦相互影响。

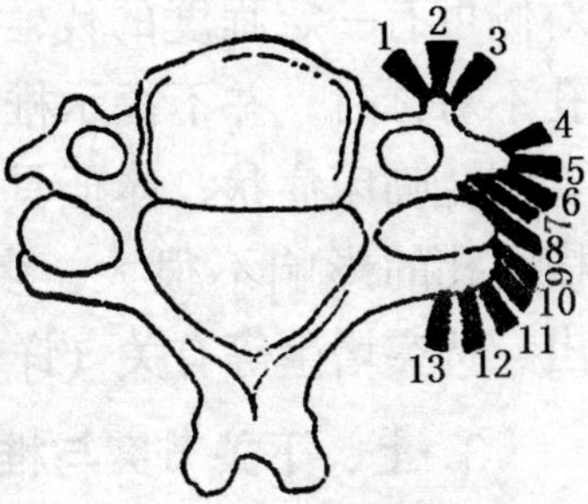

1. 颈长肌 2. 头长肌 3. 前斜角肌 4. 中斜角肌 5. 后斜角肌 6. 肩胛提肌 7. 颈夹肌 8. 髂肋项肌 9. 颈最长肌 10. 头最长肌 11. 头半棘肌 12. 颈半棘肌 13. 多裂肌

图2－7 横突上的肌肉附着点

(2) 横突孔（见图2－2）

呈椭圆形，矢状径平均值(4.8±0.9) mm，横径平均值（5.5±1.0）mm，左侧略大于右侧。其孔内有椎动脉、椎静脉、交感神经等通过，椎动脉在孔内多位于内侧。C3～C6椎动脉平均外径为（4.0±0.7）mm，因此，在横突孔内壁与椎动脉外壁之间，有一定的空隙（约1mm左右）存在，以利于在颈椎运动时椎动脉与横突孔之间的相对运动，防止椎动脉受到挤压或牵拉，影响其向脑部供血。椎动脉外径与横突孔内径关系如此，故只有当横突孔明显增生、狭窄时，才有可能直接影响椎动脉血运。亦要排除特殊情况，有人先天性横突孔狭窄，椎动脉亦相对较细，但对侧可有一定程度的代偿，故在 CT 片上看到两侧横突孔不对称时，并不提示椎动脉供血一定受影响（不足），要结合临床症状、体征具体分析。椎动脉血运受阻，与横突孔的影响不很大，多数与颈曲的改变、椎间盘突出、钩突增生等有关（详见椎动脉部分）。

3. 上、下关节突与椎间关节（见图 2-4B）

颈椎的上、下关节突呈圆柱状，位于椎弓根部。下关节突朝向上后方，而上关节突在则朝向前下方，上、下关节突之间形成椎间关节。

枢椎的关节面近似水平位，而下位颈椎的关节突则与椎体之间呈 45～50 度夹角（关节面近似水平位但不是水平位）。上、下关节突之间称峡部，关节表面有软骨覆盖，周围有滑膜包裹。

椎间关节面的方向朝向前下，上位椎骨的下关节面可在下位椎骨的上关节面上向前滑动，遭受外力时，很容易出现错位（半脱位）。

（三）特殊颈椎

1. 寰椎

颈椎第一节又叫寰椎。寰椎无椎体，仅由前、后二弓及两个侧块组成。前弓即相当于寰椎的椎体，前弓的前缘与下位颈椎椎体的前面在一条垂线上。前弓中间部分最突出，称前结节，有前纵韧带及左右头长肌等通过。

在前弓的后缘，有一凹形关节面，叫齿突凹，与枢

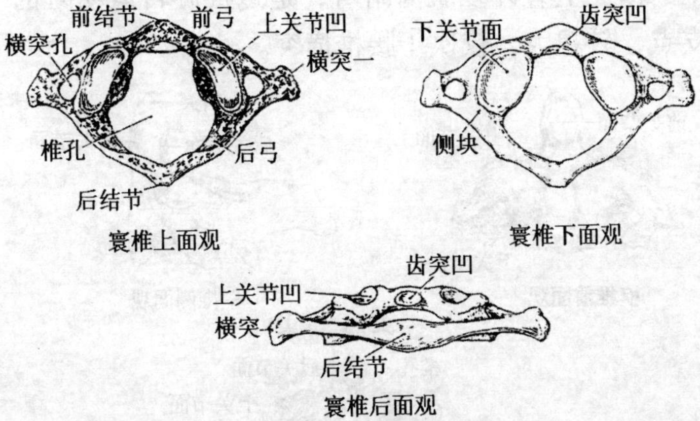

图 2-8 **寰椎**

椎齿突形成寰齿关节。后弓相当于棘突，其中间突出部分称后结节，是颈部肌肉、韧带附着处。

寰椎椎孔矢径为（29.11±2.01）mm，齿突后（横韧带后）矢径为（18.44±2.13）mm，横径为(26.79±2.46）mm。

寰椎两个侧块相当于其他椎骨的横突，上有横突孔存在。横突孔呈斜向前外的圆形，两侧不绝对对称，临床读片时应注意。左侧矢径为（7.07±1.02）mm，横径为（5.88±0.92）mm，右侧矢径为（7.05±0.99）mm，横径为（5.88±0.90）mm。

在侧块的上、下方，各有一个关节面，上面的关节面为椭圆形，凹陷，与枕骨的枕骨髁形成寰枕关节；下面的关节面为圆形，与枢椎的上关节面构成寰枢关节。

寰椎的横突上有许多肌肉附着，是寰椎旋转运动时的一个支点，较粗大，仅次于腰椎横突。

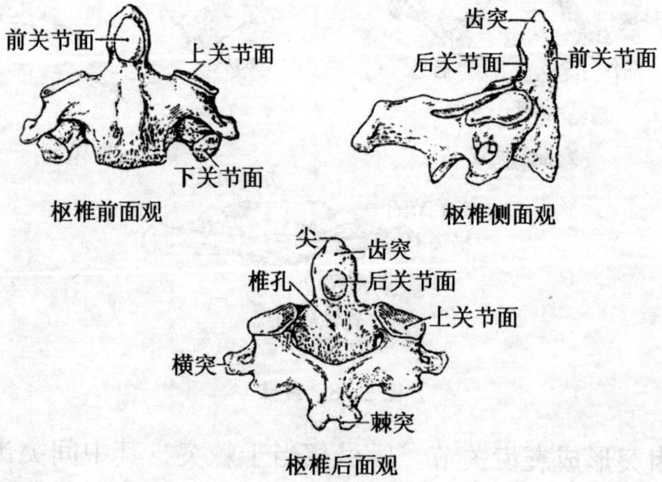

图2－9 枢椎

2．**枢椎**

颈椎第二节又称枢椎。其椎体较小，并且有一个向上的齿状突起，叫齿突。齿突前面有一关节面，与寰椎前弓后面的齿突凹形成寰齿关节。以此为轴，头颈可作左右环转运动。在齿突根部后面，有寰椎横韧带越过，可限制齿突过度后移，防止其伤及后方的脊髓。

枢椎上关节面负重较大，因此关节面几乎延伸至横突之上。棘突特别粗大，纵径最长，在侧位X片上可明显看到，是定位标志之一，上面有许多肌肉与韧带附着。

在寰枢部位水平面观察（见图2－10），寰椎椎孔矢径约为 30mm 左右，齿突及脊髓矢径各为 10mm 左右，各占孔的三分之一，剩余空间内有寰椎横韧带通过，尚可轻度移动。

在齿突前面与寰椎齿突凹之间约有 1～2mm 空隙，齿突两侧与寰椎齿突凹之间约有 2mm 间隙，均有一定的移动量，有时可有滑膜嵌入，形成滑膜嵌顿（寰枢椎半脱位）。

齿突后面与脊髓之间，有寰椎横韧带通过，可限制齿突过度后移，齿突与脊髓之间的间隙约为 10mm。当寰椎向前移位较大时，齿突相对后移，可直接刺激脊髓，引起脊髓刺激症状；如果移位较大（接近或超过 10mm），可突破横韧带限制，伤及脊髓（严重时可造成其横断）。

3. **隆椎（大椎）**

第七颈椎又称大椎或隆椎。其特征是棘突最长，不分叉，常作体表骨性标志。其上有很多肌肉、韧带附着，并且是项韧带的附着点。由于颈椎在头颈屈伸时运动而胸椎不运动，所以此处是头颈屈伸运动相对集中的部位，一旦屈颈过度（指角度）或低头过久，很容易出现急性损伤（局部肿胀、疼痛，压痛阳性，过度屈颈时加重，即临床常见之棘上韧带损伤）或劳损（局部肥厚、变硬，并多数伴有疼痛，即临床常见之棘突骨膜炎）。

颈七横突长而坚固，横突孔很小，仅有一些小静脉

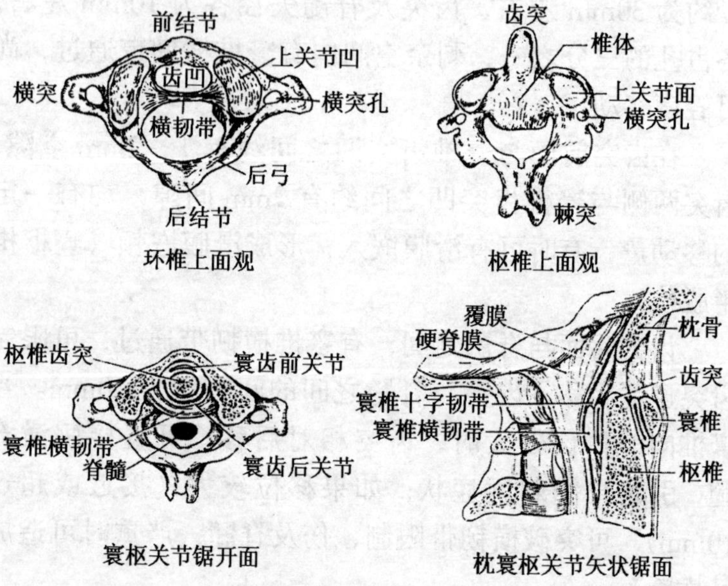

图 2－10　寰椎横韧带、寰枢间隙、寰枢十字韧带等

通过。如果其横突过长，可刺激、影响到臂丛神经，产生类似于颈肋的病理反应。

二、颈部骨连结

主要由椎间盘、钩突关节、椎间关节及颈部韧带等构成。它们将颈椎有机地连结在一起，使其成为一个既能动（被动运动）又不能过度运动的整体，从而形成颈部的内稳定性。其中的任何一个环节出现问题，都会破坏颈椎的内稳定性，导致颈椎失稳而引发症状。颈部的被动运动轴主要由椎间盘、钩突关节、椎间关节等组成，限制颈部过度运动的力量则是颈部韧带，使其被动运动的动力源则是颈部肌肉。

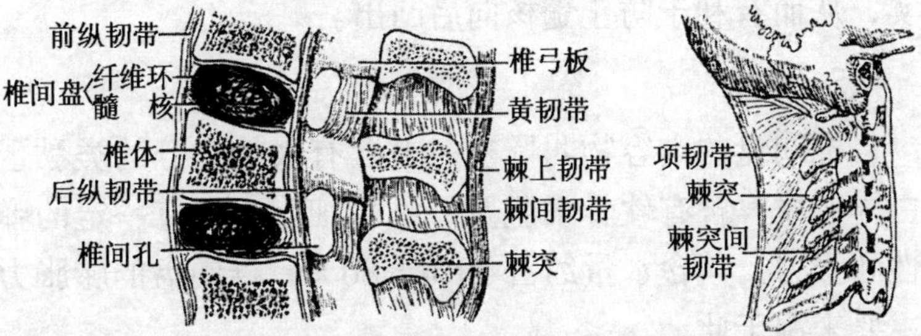

图 2－11 颈部骨连结

（一）椎间盘

又称椎间纤维软骨盘。位于相邻椎体之间，是椎体之间的主要连接结构。由纤维环及髓核二部分构成。

由于颈 1 与颈 2 之间为寰枢关节结构，故无椎间盘。颈 2 以下各椎骨之间均由椎间盘连接，故颈椎间盘共有 6 块。

1. 纤维环

椎间盘的外周结构叫纤维环，由致密纤维软骨组织构成，质地坚韧，富有弹性，对其内容物（即髓核）起束缚及保护作用。其上下两面紧密连接于上下两个椎骨的椎体之上，又称纤维软骨板；其余部分不与椎骨相连，是纯粹的纤维环状结构——纤维环。其构成纤维交叉编织，并且在横切面上呈同心圆形排列（电镜下可细分为12层），对其内容物（髓核）的束缚力量主要来源于此，也是最容易出现疲劳断裂、破损的部位（即髓核突出的部位）。从矢状径上观察，纤维环后壁较前壁厚实，从而有利于防止髓核向后凸出。

2. **髓核**

椎间盘的内容物叫髓核，是含有大量水分的类黏蛋白样物质，含有软骨细胞及纤维母细胞，具有一定的弹性和张力，其含水量约占70%～80%，椎间盘的膨胀力主要来源于此。

椎间盘通过纤维环的束缚与髓核的膨胀使其具有弹性，从而具有减震功能，达到保护椎体的目的；并可通过髓核的相对位移（在外力作用下）来改变椎间隙的前后高度对比，从而使脊柱具有被动运动的功能。当脊柱前面肌肉收缩而脊柱后面肌肉放松时，椎间隙前窄后宽，髓核在外力作用下后移，完成屈曲运动；当椎前力量解除后，髓核在纤维环的作用下复位，椎间隙恢复原有宽度对比，脊柱恢复原有功能位。

颈椎椎间盘的前缘高度约为后缘高度的2～3倍。这种结构既使椎间盘适合于颈椎的外形，又有利于维持颈曲。

颈椎间盘的高度总和，约占颈部总长度的四分之一；髓核多在椎间盘中部靠前，颈段脊柱运动轴线从此通过。

当脊柱前面肌肉收缩而后方肌肉放松时，椎间隙前窄后宽，髓核后移，完成屈曲运动，纤维环后壁因受到髓核的挤压而被牵张。此时，若脊柱前方肌肉放松或脊柱后方肌肉收缩，则纤维环后壁通过其固有张力归挤髓核复位，脊柱恢复直立；若脊柱前方肌肉持续不放松且脊柱后方肌肉收缩乏力，则纤维环无力归挤髓核复位，反而有可能出现断裂或裂隙，导致髓核溢出，从而形成解剖学上的椎间盘突出；若突出物刺激、压迫与之相邻的脊神经或脊髓，引发了相应的临床症状，则构成临床学上的颈椎间盘突出症。

椎间盘膨出与椎间盘膨出症及椎间盘突出与椎间盘突出症：

成年人的椎间盘除纤维环的周缘部外，无血管及神经分布，其营养物质主要靠椎体内血管经软骨板渗透、弥散而来，椎间盘的功能（弹性及张力）取决于软骨板的通透性和髓核的渗透能力。

随着年龄的增加，这种能力在不断地下降，在 20 岁左右基本停止，从而造成椎间盘髓核水分不断丢失(脱水)，其内压及膨胀力不断降低，导致椎间盘整体高度下降，椎间隙变小，这是人随年龄增长其身高逐渐降低的主要原因。椎间盘髓核脱水、高度下降后，使椎间盘纤维环相对变长并在髓核的挤压下而膨凸，甚至超出相邻椎体外缘，形成解剖学上的椎间盘膨出；如果其膨出部分刺激、压迫了与之相邻的脊神经或脊髓，引发了相应的临床症状，则形成临床学上的椎间盘膨出症。

此外，随着年龄的增加，椎间盘纤维环在不断蜕变并受到自身重力性及外力性双重挤压，可逐渐出现细小裂隙并扩大，并有可能导致髓核在外力挤压下从此裂隙溢出，形成解剖学上的椎间盘纤维环破裂，髓核溢出（即椎间盘突出），如果其溢出物刺激、影响了与之相邻的脊神经或脊髓，引发了相应的临床症状，则构成临床学上的椎间盘突出症。

当然，髓核在外力的挤压下及自身的渗透力下，亦可沿着其上下方的软骨板内的细小血管向椎体内渗透，从而形成椎间盘髓核向椎体内突出，导致 Schmorl（许茂氏）结节的出现。椎间盘髓核向椎体内突出后，在 X 片上椎体内可出现云雾状阴影，椎间隙变小，但椎体边缘整齐无破坏。脊柱失稳，引发肌肉、韧带劳损而出现临床症状。但一般不出现脊神经刺激症状。

椎间盘是脊柱完成被动运动的主要运动轴之一，在维持脊柱稳定方面起着至关重要的作用，其一旦蜕变出现膨出或突出，脊柱稳定肯定遭到破坏，从而带来一系列的后续反应。

（1）椎间盘蜕变、膨出或突出后，椎间隙变窄，相邻椎骨椎间关节及钩突关节合理距离变小，摩擦机率增加，从而诱发骨质增生，加剧脊柱失稳。

（2）椎间隙变小后，多数椎旁韧带相对松弛，脊柱稳定力下降，部分韧带（如前、后纵韧带）则会受到慢性牵张或受到椎间盘挤压而出现慢性炎性反应，并随之机化、骨化甚至钙化，形成骨赘，严重时可形成骨桥，影响相邻组织（如会厌及食道、椎管等）出现相应症状。

（3）椎间隙变小后，椎旁韧带相对变长松弛，脊柱稳定力下降，诱发椎体出现假性滑脱（即出现阶梯状错位）。

（4）椎间隙变小后，颈部长度相对变短，可以导致行于横突孔内的椎动脉相对变长而出现扭曲，从而影响其血运，诱发椎－基底动脉供血不足。

（5）椎间隙变小后，椎间孔亦随之变小，脊神经则有可能受到刺激与压迫，从而出现脊神经症状。

因此，尽量地保护椎间盘，避免其遭受过度的挤压而蜕变（膨出或突出），是保证人体健康的重要一环。

（二）颈部关节

颈部关节是颈部被动运动的辅助轴心，由钩椎关节、椎间关节、寰枕关节等组成。

（1）钩椎关节（见前面椎体部分）；

（2）椎间关节（见前面椎骨上、下关节突部分）；

（3）寰枕关节（见图 2－12）；

由寰椎侧块上面的关节面与枕骨髁构成，属联合椭圆关节，可围绕额状轴作前屈、后仰运动；亦可围绕矢状轴作左右侧屈运动；并可围绕垂直轴作环转运动。关节周围有松弛的关节囊包裹，关节囊的后部及外侧部肥厚，内侧薄弱，周围还有寰枕前膜，寰枕后膜及寰枕外侧韧带加强。

(4) 寰枢关节（见图2－12）。

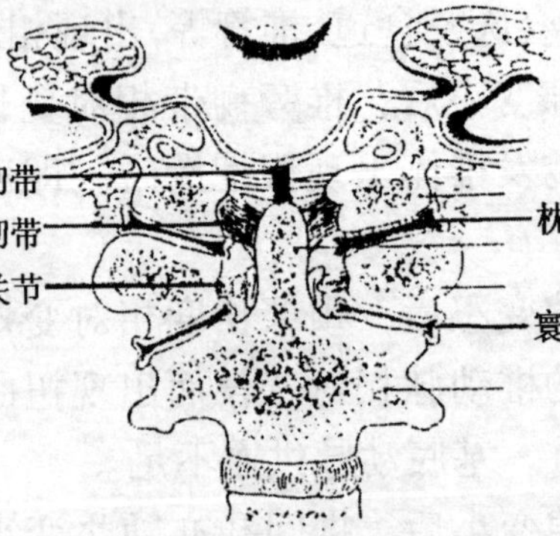

图2－12　寰枕关节及寰枢关节

位于寰椎与枢椎之间，由寰齿关节及两个寰枢关节组成，三个关节同为一体，属联合关节。以齿突为轴，寰椎连同头颅可作左右环转运动。

1. **寰齿关节**

由寰椎前弓后缘的齿突凹与枢椎齿突前面的关节面构成寰齿前关节，关节囊松弛且薄弱；齿突后面的关节面与有寰椎横韧带前面的关节面构成寰齿后关节，关节囊松弛薄弱并多与寰枕关节相通；枢椎齿突两侧与寰椎齿突凹之间为寰齿外侧关节。

枢椎齿突与寰椎齿突凹之间有正常的间隙存在，以利关节运动，其中齿突前面与寰椎前弓后缘之间约为1～2mm；齿突后面与横韧带之间约为1～2mm；齿突两侧与寰椎齿突凹之间宽约2～3mm，且两侧间隙对称。

在关节运动失调时，有时滑膜会嵌入其中，形成滑膜嵌顿（寰枢椎半脱位），造成寰齿间隙不对称（正位片）或寰齿间隙缩小与扩大（侧位片）。

2. **寰枢关节**

由寰椎下关节面与枢椎上关节面组成，关节囊亦松弛（见图 2－12）。正常情况下两侧关节间隙对称，但在不恰当运动时，滑膜亦可嵌塞其中，导致关节间隙两侧不等宽，形成寰枢椎半脱位。寰齿间隙不对称与寰枢间隙不对称多数情况下应同时出现。

应该注意的是，在寰、枢椎的横突上，有许多肌肉附着，当一侧肌肉紧张、痉挛或瘫痪时，由于椎体两侧受力失衡，亦可导致寰枢间隙不等宽。

（三）颈部韧带

如果说颈部椎间盘、钩突关节、椎间关节、寰枕关节及寰枢关节等形成的颈部被动运动轴使颈部具备了能被动运动的基础，那么，颈部韧带则能够限制这种运动，防止其运动过大而超出正常生理活动范围，避免造成椎间盘及关节自身的损害，以及相邻组织如脊髓、脊神经的损伤。

颈部韧带的损伤除急性外力损伤外，亦可出现慢性损伤。这种慢性损伤主要来源于两个方面。其一，为长期、过度地前屈或后仰姿势，造成韧带负重牵拉并超出其耐受范围而水肿、渗出；其二，为椎间盘膨出或突出后带来的持续性挤压及由此而产生的关节失稳带来的慢性牵张，从而出现水肿、渗出。不论那种病因，失治、误治之后，其水肿、渗出未能完全吸收、消散，则继发机化、粘连、肥厚，甚至可骨化、钙化（形成骨赘），严重时可形成“骨桥”。

1. 前纵韧带

位于脊柱各椎体的前面，上起于枕骨的咽结节，下抵止于第一或第二骶骨的前面。与每块椎体相连，是人体中最长而又最坚韧的韧带之一。在不同部位，前纵韧带的厚薄与宽窄各有不同，在颈部椎体及椎间盘的前面宽阔但薄弱。一般而言，前纵韧带可分为由浅入深的三层，每层均由纵行的纤维构成。深层纤维跨越椎间盘，紧密连接于相邻的两个椎体；中层纤维跨越2～3节椎体；浅层纤维则可跨越3～5节椎体后，连于不同的两个椎体。这种结构有利于前纵韧带的自身保护。前纵韧带与椎间盘纤维环和椎体边缘相连紧密，但与椎体连接相对疏松（见图2－11）。

正常情况下，前纵韧带具有限制脊柱过度后仰，防止椎间盘向前膨出或突出的作用。

当椎间盘蜕变后，由于椎间盘高度下降，直径增加，致使前纵韧带相对松弛向外膨出并受到来自于椎间盘的轻度、慢性、持续性挤压，从而使其出现慢性炎性反应。又由于这种刺激的长期存在，其水肿、渗出很难完全吸收、消散，反而容易继发机化、粘连，甚至骨化、钙化，形成骨赘或骨桥，出现占位改变。这种改变有利于阻止椎间盘持续向外膨出，但如果占位较大，则有可能影响其前方的会厌部运动及食管功能，引发会厌及食管受压型颈椎病。

当然，过度、持续性后仰亦可引起同样变化，但临床少见。

2. **后纵韧带**

位于椎体后面骨间嵴位置，即椎管前壁。较前纵韧带细而坚韧，上起于枢椎，向上延续为覆膜，向下依次沿椎体后面而达骶管。分浅、深两层，浅层为覆膜的延续，跨越3～5节椎体后互作起止；深层呈齿状，与相邻椎体的上下缘紧密相连（见图2－11）。

后纵韧带具有限制脊柱过度前屈，防止椎间盘向后膨出或突出的作用。

当椎间盘蜕变后，后纵韧带亦相对松弛并同样可受到来自于椎间盘的持续性挤压而出现慢性炎性反应并继发机化、粘连（肥厚），甚至会骨化、钙化，产生占位。由于后纵韧带本身构成了软组织椎管前壁，故当其肥厚或骨化、钙化占位后，肯定会引起解剖学上的椎管狭窄，并有可能会刺激、影响到椎管内的脊髓或脊神经根，引发临床学上的椎管狭窄症。

3. **黄韧带**

又叫弓间韧带，连于相邻两节椎骨的椎弓之间，起于上位椎骨椎弓下缘的前面，止于下位椎骨椎弓上缘的后面，由黄色弹性纤维组织构成，是人体内最坚韧的韧带。但黄韧带在颈部相对薄弱（见图 2－11）。

黄韧带位于椎间盘后方，故有限制脊髓过度前屈、间接防止椎间盘向后膨出与突出的作用。又由于黄韧带参与构成椎管内壁，故当其肥厚后，可造成解剖学上的椎管狭窄，并可诱发临床学上的椎管狭窄症。

4. 短韧带

又称横突间韧带，连于相邻椎骨的横突之间。起限制脊柱过度前屈作用，能间接防止椎间盘向后膨出及突出。在颈部相对薄弱（见图 2－11）。

5. 棘间韧带

连于相邻椎骨的棘突之间，有限制脊柱过度前屈作用，间接防止椎间盘向后膨出，在颈部相对薄弱（见图 2－11）。

6. 棘上韧带

呈窄带状，下抵止于骶正中嵴，向上依次连于各椎骨棘突尖，在颈部扩展，改称项韧带。项韧带为三角形弹性纤维膜，基底部向上，附着于枕外隆凸和枕外嵴，尖部向下，连于寰椎后结节及其下 6 节颈椎棘突尖，后缘游离且肥厚，有斜方肌附着（见图 2－11）。

棘上项带（项韧带）具有限制脊柱过度前屈作用，并能间接防止椎间盘向后隆凸。长期、持续性的低头姿势，可使项韧带受到慢性牵张，最容易引起项韧带劳损、肥厚，并继发骨化、钙化。

颈部骨连结及功能	椎体前面	前纵韧带	限制脊柱过度后仰，防止椎间盘向前隆凸
	椎体之间	椎间盘	通过髓核变形及位移使脊柱被动运动
	椎体之间	钩突关节	辅助颈部运动
	椎体之间	椎间关节	辅助颈部运动
	椎体后缘	后纵韧带	限制脊柱过度前屈，防止椎间盘向后隆凸
	椎弓之间	黄韧带	限制脊柱过度前屈，防止椎间盘向后隆凸
	横突之间	短韧带	限制脊柱过度前屈，防止椎间盘向后隆凸
	棘突之间	棘间韧带	限制脊柱过度前屈，防止椎间盘向后隆凸
	棘突之上	棘上韧带	限制脊柱过度前屈，防止椎间盘向后隆凸

从上可以看出，椎间盘是主要的、能使脊柱产生被动运动的轴心；而前纵韧带与后纵韧带群，则是限制这种运动、防止其运动过大、防止椎间盘受力失衡而出现向前或向后隆凸的保护力量（之一）。

7. 颈部其他韧带

（1）冠状韧带

位于钩突关节的后方，可增加椎体间关节的稳定性。

（2）寰枕后膜

连接枕骨大孔后缘与寰椎后弓上缘，前面与硬脊膜紧密相连，后方与头后直肌相连，两侧移交于关节囊，其外下方有椎动脉及枕下神经通过。

（3）寰枕前膜

连接枕骨大孔前缘与寰椎前弓上缘，是前纵韧带的延续部，中间略厚，两侧宽阔而薄，与关节囊融合。

（4）寰枕外侧韧带

连于寰椎横突与枕骨静脉突之间，有加强关节囊外侧壁稳定的作用。

（5）寰枢前膜

起于寰椎前面与下缘，止于枢椎椎体前面,长而坚韧,中部与前纵韧带交接,有加强寰枢关节稳定的作用。

（6）寰枢后膜

起于寰椎后弓下缘，止于枢椎椎弓上缘，较薄，中部略厚，两侧有第二颈神经通过。

（7）寰枢横韧带与十字韧带（见图 2－13）

寰椎横韧带连于两侧块的内侧面，肥厚而坚韧，位于枢椎齿突的后方，使寰椎前凹后面的齿突凹与横韧带之间形成一个圆形关节面，内有枢椎齿状突填充，构成寰齿关节。横韧带前面中部有一薄层关节软骨，与齿突形成寰齿关节，韧带中部向上、下各发出一条纵形纤维，附于枕骨大孔前缘及枢椎后面，状如十字，称十字韧带，具有加强横韧带力量与稳定作用，可防止齿突向后位移撞击、刺激脊髓。

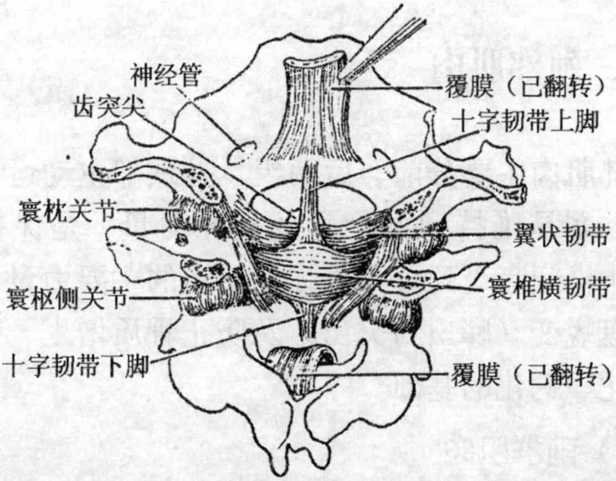

图 2－13　寰枢部韧带

（8）覆膜（见图 2－13）

起于枕骨底部的斜坡，通过齿突及十字韧带的后面下行，移交于后纵韧带。其前面与十字韧带后面相连，后面附着于寰枢外侧关节囊。具有增强寰枢关节稳定的作用。

（9）翼状韧带（见图 2－12）

起于齿突的上外侧，左右各一，斜向外上方，止于枕骨髁外侧面。该韧带极坚韧，呈圆柱形，直径约 8mm，具有限制头颅过度前屈及旋转作用。

（10）齿突尖韧带（见图 2－12）

又称齿突悬韧带，呈束状，极细小，位于横韧带深层，连于齿突尖与枕骨大孔前正中缘，头前屈时放松，后仰时紧张，有限制头颅过度后仰功能。

三、颈部肌肉

颈部肌肉主要分前、后两组，是颈部主动运动时的动力源，亦是维持颈椎稳定的外在力量，是保护椎间盘，防止椎间盘受到自身重力性挤压的主要力量，是防止椎间盘蜕变（膨出与突出）及防止骨质增生、韧带劳损与骨化、钙化的基础。

（一）前群肌肉

主要有胸锁乳突肌及斜角肌。双侧肌纤维全部同时收缩时可使头部前屈，单侧肌纤维全部收缩时可使头部侧屈。双侧肌纤维部分收缩时可维持颈段脊柱的正常姿势（与颈后肌群协同作用下）。

1. 胸锁乳突肌

起于锁骨胸骨端及胸骨柄，肌纤维斜向上外方，止于同侧颞骨乳突。

受副神经及颈丛肌支（C2、C3）支配。

单侧肌纤维全部收缩时，使头顶屈向同侧，下颌指向对侧。

双侧肌纤维全部同时收缩时，若肌肉合力点位于寰枕关节额状轴前面，则使头前屈；若肌肉合力点位于寰枕关节额状轴后面，则使头后仰。

双侧肌纤维部分收缩时，有维持颈部正常姿势作用。

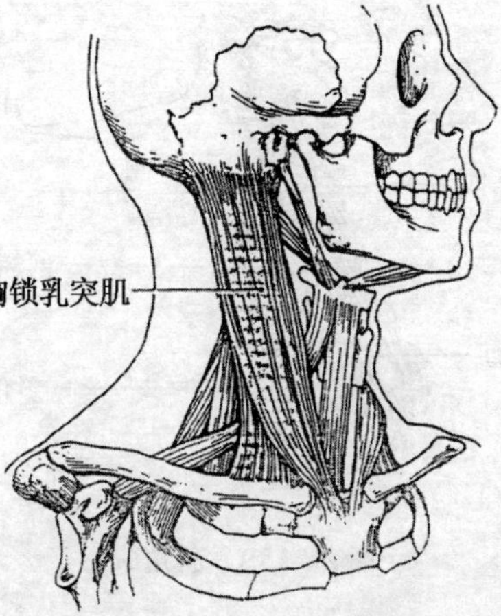

图 2－14 胸锁乳突肌

过度侧屈及后仰容易造成其急性或慢性牵拉伤。

胸锁乳突肌走行的体表投影，与中医推拿之桥弓穴相吻合（桥弓穴：耳后翳风至缺盆穴的一条连线）。

在胸锁乳突肌深层，有颈动脉鞘通过，鞘内包含有颈内动脉、颈内静脉及迷走神经。胸锁乳突肌紧张、痉挛时，有可能刺激、压迫颈动脉鞘，从而影响颈内动脉血运及迷走神经功能而出现临床症状。推揉桥弓，可有效改善胸锁乳突肌的紧张状态，从而起到调整颈内动脉血运及迷走神经功能的作用，达到改善脑缺血及消除植物神经功能紊乱症状的效果。

胸锁乳突肌后缘中部，是颈丛皮神经的分出部分，相当于中医之天窗穴（天窗：胸锁乳突肌后缘中点，平喉结）。

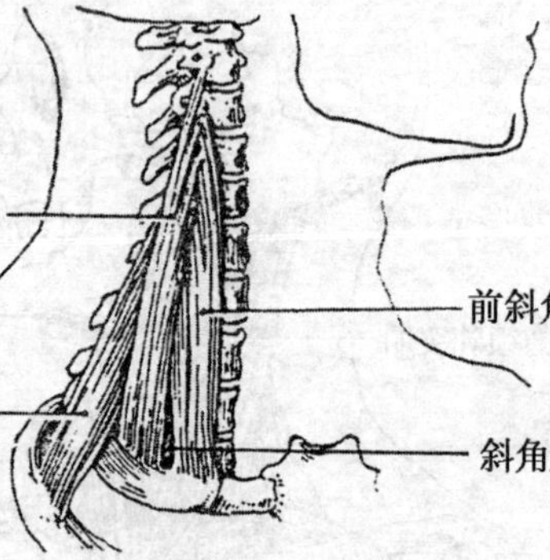

图 2－15A　斜角肌

2. **斜角肌**

可分为前、中、后斜角肌。分别起于颈 2～6 横突，肌纤维斜向前下内方，其中前、中斜角肌分别止于第一肋胸骨端上缘，后斜角肌止于第二肋胸骨端上缘。

受颈神经前支（C3、C4）支配。

单侧肌纤维全部同时收缩时，使头颈向同侧侧屈。

双侧肌纤维全部同时收缩时，使头前屈或提肋助吸气。

双侧肌肉静态姿势下（肌纤维部分收缩）可维持颈部正常姿势（与颈后肌肉相拮抗）。

过度后仰可引起其损伤。

斜角肌间隙（见图 2－15B）。

前斜角肌起于颈 3～6 横突前结节，肌纤维斜向前下内方，止于第一肋胸骨端上缘，靠内。中斜角肌起于颈 2～6 横突后结节，肌纤维斜向前下内方，止于第一

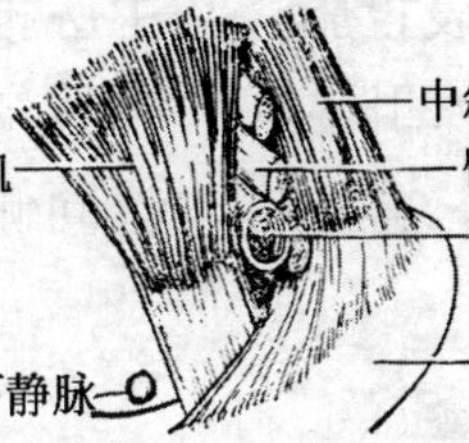

图 2－15B　斜角肌间隙

肋胸骨端上缘，靠外（前斜角肌外侧）。在前、中斜角肌与第一肋骨上缘之间形成一个三角形的缝隙，叫斜角肌间隙。间隙内分别有锁骨下动脉及臂丛神经通过。

锁骨下动脉：位于内侧，靠近前斜角肌。可为同侧上肢及椎动脉、颈动脉提供血运，当其受压迫时，可出现同侧椎动脉、颈动脉供血不足引起的脑部缺血症状，如头晕、头沉等，亦可同时出现同侧上肢血运受阻，表现为肢体颜色发白，肤温下降。

臂丛神经：位于外侧，靠近中斜角肌。为同侧上肢提供神经支配，其受到刺激与压迫时可出现同侧上肢麻木、疼痛、窜痛、感觉下降或过敏，严重时亦可出现肌肉力量下降（乏力），甚至出现肌肉萎缩等表现。

当斜角肌肿胀、痉挛明显时，可引起斜角肌间隙变小，刺激、压迫臂丛神经及锁骨下动脉，引发血管及神经症状，构成临床学上的斜角肌损伤综合征。

此外，在前斜角肌内侧，另有锁骨下静脉通过，当前斜角肌肿胀、痉挛时，亦可引起其受压，从而导致同侧上肢静脉回流受阻，出现肤色紫黯并伴有坠积性肿胀。

斜角肌间隙的体表投影，与中医推拿之缺盆穴相符（缺盆：锁骨上窝正中凹陷中），弹拨缺盆穴，可有效缓解、消除斜角肌紧张、痉挛，改善同侧上肢的血管及神经刺激症状。

3. 枕骨下肌群前组

包括颈长肌、头长肌、头前直肌及头侧直肌。

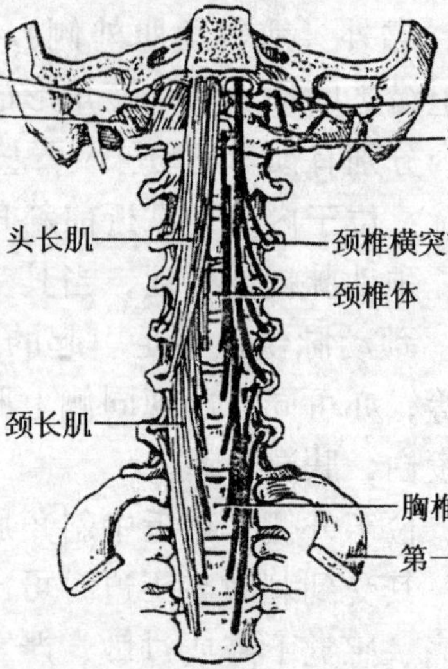

图 2－16　枕骨下肌群前组

(1) 颈长肌

起于上段胸椎及下段颈椎椎体及横突，肌纤维向上，止于上段颈椎椎体及寰椎前结节。

(2) 头长肌

位于颈长肌上方，起于颈 3～6 椎横突，止于枕骨底部。

(3) 头前直肌

起于寰椎横突，止于枕骨底部。

(4) 头侧直肌

位于头前直肌外侧，起于寰椎横突，止于枕骨底部外侧。

颈长肌、头长肌、头前直肌及头侧直肌功能相近，共为一组。双侧肌纤维全部同时收缩使头前屈；肌纤维单侧全部同时收缩使头向同侧侧屈；双侧肌纤维部分收缩时可维持颈部正常姿势（与枕骨下肌群后组即头后大直肌、头后小直肌、头上斜肌及头下斜肌等相拮抗）。

(二) 后侧肌群

主要有斜方肌、肩胛提肌、菱形肌、竖脊肌、头颈夹肌等。肌纤维全部收缩时可使头后仰（双侧）或向同侧侧屈（单侧），肌纤维部分收缩时与颈前肌群相拮抗，维持颈肩部正常姿势（即静态向后用力拉脊柱，维持颈曲）。

1. 斜方肌

起于枕外隆凸、项韧带及所有胸椎棘突上的筋膜，肌纤维向外，分别止于锁骨外侧端、肩峰及肩胛冈。

受副神经支配。

斜方肌按照起止点、走行及功能的不同，又可细分为上束、中束与下束。

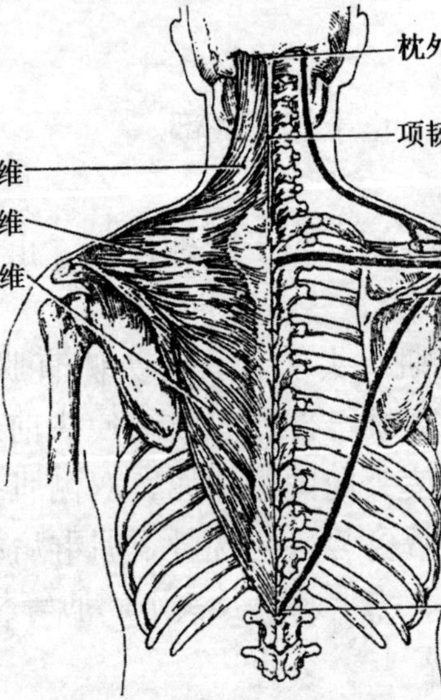

图 2－17　斜方肌

(1) 斜方肌上束

起于枕凸及上段颈椎（C1～C4 为主）棘突上筋膜，肌纤维斜向下外方，止于锁骨外侧端。

单侧上束肌纤维全部收缩时使头向同侧侧后方屈曲。

双侧上束肌纤维全部收缩时可使肩上提或使头后仰。

部分肌纤维做功时可维持颈肩部正常姿势。

长期低头姿势可使其受到不间断地持续牵拉，最容易造成其慢性静力性牵拉伤（劳损）。

在其肌腱（腱膜）附着处及肌腹上，分别有中医推拿之风府、肩井、肩髃穴等（风府：枕凸下凹陷中；肩井：大椎与肩峰连线中心点；肩髃：上肢外展，肩峰前凹陷中）。

按压以上腧穴，可有效解除其紧张及痉挛，预防劳损出现。

（2）斜方肌中束

起于下颈上胸段椎体（C5～T4）棘突上筋膜，肌纤维向外，止于肩峰。

双侧肌纤维全部收缩时，可使肩胛骨靠近脊柱。

部分肌纤维收缩时，可维持肩胛部正常姿势。

长期伏案姿势使肩胛骨远离脊柱，最易使其受到慢性牵张而出现劳损。

在其肌肉走行的体表投影上，分别有中医推拿之大椎、肩中俞、肩外俞、巨骨等穴（大椎：第七颈椎棘突下；肩中俞：第七颈椎棘突下旁开二寸；肩外俞：第一胸椎棘突下旁开三寸；巨骨：锁骨肩峰端与肩胛骨肩峰之间）。

按压以上腧穴，可有效解除其紧张及痉挛，预防劳损出现。

（3）斜方肌下束

起于下段胸椎棘突，肌纤维斜向上外方，止于肩胛冈下缘内侧。

双侧肌纤维全部收缩时使肩胛下垂。

部分肌纤维收缩时，可维持肩胛部正常姿势。

在肩胛上提姿势下容易出现损伤（如双手支撑双杠

乏力时姿势，临床不常见）。

在其肌肉走行体表投影上，有中医推拿之至阳、脊中、臑俞等穴（至阳：第七胸椎棘突下；脊中：第十一胸椎棘突下；臑俞：腋后纹头直上，肩胛骨下缘）。

按压以上腧穴，可有效解除其紧张及痉挛，预防劳损出现。

斜方肌单侧肌纤维全部同时收缩时，使脊柱颈胸段向同侧侧屈；双侧肌纤维全部同时收缩，使脊柱颈胸段后仰；双侧肌纤维部分收缩，可维持颈肩部正常姿势。

低头及伏案姿势过久，最容易引起其上束及中束劳损。

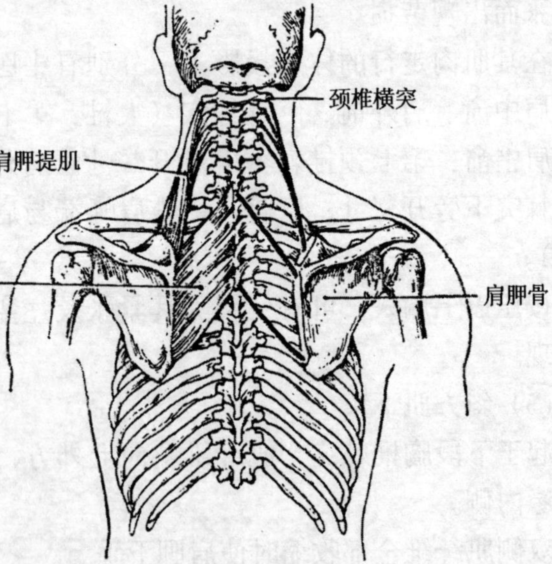

图 2－18　肩胛提肌

2. 肩胛提肌

位于斜方肌深层。起于肩胛骨内上角，肌纤维斜向内上方，分别止于颈椎1～4横突。

受肩胛背神经（C4，C5）支配。

双侧肌纤维全部收缩时可使头后仰或使肩胛骨上提。

部分肌纤维收缩时可维持颈肩部正常姿势（与斜方肌上束协同作用）。

单侧肌纤维全部收缩时可使头顶屈向同侧，下颌指向对侧（落枕时常见姿势）。

长期低头时，使其受到慢性、静力性、持续性牵拉，容易出现劳损。又因其上附着点相对分散而下附着点相对集中，受力较大，故劳损多易发于下附着点处。

在其肌肉循行线上，分布有中医推拿之附分穴及颈夹脊穴等（附分：第二胸椎棘突下旁开三寸；颈1～4夹脊穴：颈1～4棘突下旁开0.5寸）。

按压以上腧穴，可有效解除其紧张及痉挛，预防劳损出现。

斜方肌上束与肩胛提肌的功能相似，两者常协同作用，受损病因亦大致相同。因斜方肌属阔肌，受力相对分散；而肩胛提肌属长肌，受力相对集中。故低头过久时多先伤及肩胛提肌（下附着处在先，上附着处在后），然后是斜方肌上束。因此临床上多先有附分穴疼痛，后有肩井穴症状。

3. **菱形肌（见图 2－18）**

位于斜方肌深层，肩胛提肌下方。起于肩胛骨内侧缘，肌纤维斜向上内方，分止于颈 6、7 及胸 1～4 椎棘突上筋膜。

受肩胛背神经（C4、C5）支配。

双侧肌纤维全部同时收缩时，使肩胛骨靠近脊柱并上提。

部分肌纤维收缩时，可维持肩胛骨正常位置（多与斜方肌中束协同作用）。

长期伏案姿势下使肩胛骨远离脊柱并下降，最容易造成其劳损。又因其脊柱缘为固定端而肩胛缘为运动端，故损伤多发生于肩胛骨内侧缘一端。

在其肌肉起止点上，分别有中医膀胱经在背部的第一线、第二线循行及督脉经分布。

菱形肌与斜方肌中束功能相近，两者多协同作用，受损病因亦相仿。但因斜方肌中束仅有使肩胛骨靠近脊柱功能而菱形肌更兼有使肩胛骨上提功能，故损伤多先发于菱形肌，而后波及斜方肌中束，故临床上多先有肩胛缝疼痛，后波及肩中俞、肩外俞。

4. **竖脊肌**

位于脊柱两侧，又称骶棘肌，可细分为棘肌、最长肌及髂肋肌三部分。

受脊神经后支分节段支配。

分别起于骶骨背面、髂嵴、下位椎体棘突及横突、

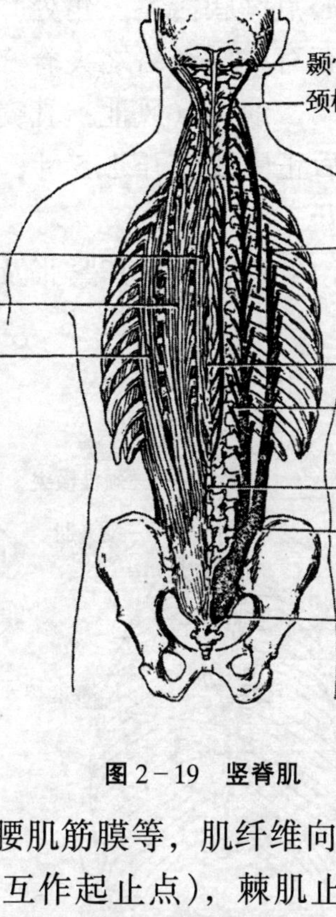

图 2－19　竖脊肌

下位肋骨及胸腰肌筋膜等，肌纤维向上，每跨过三至五节椎体之后（互作起止点），棘肌止于上位椎体棘突；最长肌止于上位椎体横突及颞骨乳突；髂肋肌止于上位肋骨的肋角。

单侧肌纤维全部收缩时，使脊柱向同侧侧屈。

双侧肌纤维全部收缩时，使脊柱后伸。

双侧肌纤维部分收缩时，可维持脊柱正常姿势。

长期、持续的弯腰、低头姿势可引发其劳损，低头过久容易引起其上附着点（风池穴）损伤，弯腰过久容易引起其下运动轴心点（腰骶骼三角处）损伤。在其肌肉循行线路上，分布有中医经络之夹脊穴、风池穴、膀胱经背部第一线及第二线等（风池：乳突下凹陷中；膀胱经背部第一线：后正中线旁开1.5寸；膀胱经背部第二线：后正中线旁开三寸）。

按压以上腧穴，可有效解除其紧张及痉挛，预防劳损出现。

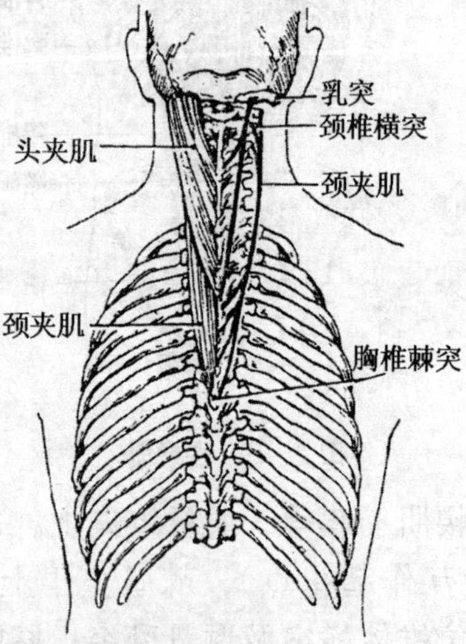

图2-20 头、颈夹肌

5. 头、颈夹肌

头夹肌起于项韧带下段及胸1～3棘突，肌纤维斜向上外方，止于上项线外侧及颞骨乳突。

颈夹肌起于胸3～6棘突，肌纤维斜向上外方，止于颈1~3横突。

头、颈夹肌受颈神经后支枕大神经（C2）支配。

单侧肌纤维全部收缩时使头回旋并向同侧侧屈；双侧肌纤维全部同时收缩使头后仰；双侧肌纤维部分收缩时可维持颈部正常姿势。

长期低头时可引发其劳损，其肌肉的体表循行线上有中医督脉（风府、大椎）及夹脊穴、风池穴、天柱穴等分布（天柱：后发际直上0.5寸，旁开1.3寸）。

按揉以上腧穴，可有效解除其紧张及痉挛，预防劳损出现。

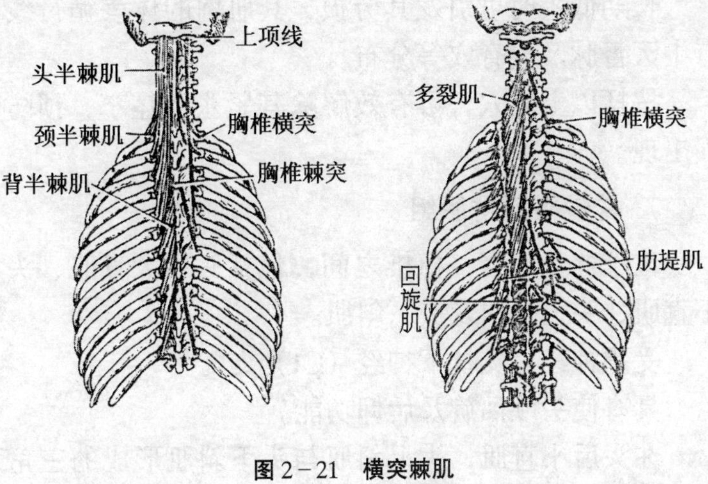

图2－21　横突棘肌

6. **横突棘肌**

又可细分为三层，由浅入深，分别为半棘肌、多裂肌和回旋肌。

半棘肌，位于棘肌的深面，起于第2颈椎至第12胸椎横突，肌纤维向上内方，止于枕部上项线及颈、胸椎棘突。

回旋肌，起于下位椎体横突，肌纤维斜向上内方，止于上位椎体棘突。

多裂肌，起于颈4以下所有椎体横突及关节突，肌纤维向上内方，止于颈2以下所有椎体棘突。

横突棘肌受颈神经后支第三枕神经（C3）支配。

单侧收缩可使脊柱向同侧侧屈、回旋。双侧同时全部收缩可使脊柱后伸；双侧部分收缩可维持脊柱正常姿势。

长期低头时可引发其劳损，其肌肉的体表循行线上有中医督脉及夹脊穴等分布。

按揉以上腧穴，可有效解除其紧张及痉挛，预防劳损出现。

7. 枕骨下肌群后组

位于枕骨与寰、枢椎之间，包括头后大直肌、头后小直肌、头上斜肌及头下斜肌。

受颈神经后支枕下神经（C1）支配。

具有使头颅回旋及后仰功能。

在头后小直肌，头上斜肌与头下斜肌形成的三角形间隙中，有枕下神经与椎动脉横段通过，在头下斜肌下方，有颈神经后支通过。该组肌肉紧张、痉挛时，可刺激及压迫枕下神经、枕大神经及椎动脉，从而引起头皮毛发区神经症状及椎动脉供血不足症状。

其肌肉走行的体表投影上，有中医之风府、天柱及风池穴。

按揉以上腧穴，可有效解除其紧张及痉挛，预防劳损出现。

四、颈曲与脊柱稳定

颈部七节颈椎在椎间盘、椎间关节、钩突关节、椎旁韧带及椎旁肌肉的协同作用下有机地结合在一起，形成一个凸向前、凹向后（侧位观）的生理弯曲，叫颈曲。颈曲并不是先天就有的，而是后天在婴儿会爬之后、在颈旁肌肉具备了一定的力量之后，才逐渐形成并维持的。引发并维持颈曲正常的主要力量，主要来源于两大方面，即颈曲的内、外稳定源（因素）。

脊柱稳定
- 外稳定——为主动性稳定——源于椎旁及颈、肩部肌肉
- 内稳定——为被动性稳定——源于椎体、椎间盘、椎间关节与钩突关节、椎旁韧带

1. 内稳定因素

分别来自于颈椎椎体、椎间盘、钩突关节、椎间关节及椎旁韧带。它们有机地连接在一起（包括直接连接与间接连接），使脊柱具备了既能动又不能过度运动的基础，且这种运动只能是被动的。它们是维持颈曲正常存在及脊柱稳定的内在因素，其中任何一个环节出现变

化，都会导致颈曲改变并引起脊柱失稳。

（1）椎体

椎体固有的、规则的外形是形成并维持颈曲、保持脊柱稳定的内在条件之一。当椎体外形出现变化，如外伤或肿瘤、结核等病因造成的椎体外形楔形变，肯定会引起颈曲变化及脊柱失稳，并进而影响椎旁肌肉和韧带，使其易出现损伤（受力改变而引起静力性损伤），临床上以颈曲成角多见。

（2）椎间盘

椎间盘纤维环完整、髓核充盈、弹性良好，是维持颈曲正常、保持脊柱稳定的内在条件之二（并且是使脊柱能被动运动的主要枢纽）。当椎间盘蜕变髓核脱水后，或椎间盘膨出、突出后，椎间隙变窄，椎间盘原有的前宽后窄的动态平衡肯定会失去，从而引起颈曲变化（成角），并可进而引起椎体阶梯状错位或滑脱，还可诱发骨质增生及肌肉、韧带劳损。

（3）钩突关节与椎间关节

是使脊柱能被动运动的辅助枢纽，也是维持颈曲正常、保持脊柱稳定的内在条件之三。当钩突关节或椎间关节骨质增生之后，势必会使椎体出现沿矢状轴、冠状轴及水平轴旋转，从而使颈曲改变，脊柱失稳。X片见侧弯、成角或双边。

（4）椎旁韧带

脊柱前后既相互拮抗又相互依赖的两组椎旁韧带，

具有限制脊柱过度前屈或后仰的功能，也是防止因脊柱过度运动而造成椎间盘损害的辅助力量（主要力量是肌肉）。当其受到各种急性牵拉损伤，或低头过久等慢性牵拉刺激，或受到来自于膨凸的椎间盘的挤压后，都有可能诱发其产生无菌性炎症，并可继发机化、粘连而肥厚或骨化、钙化，使其功能受损，对颈曲及脊柱的维系作用下降，从而出现颈曲改变及脊柱失稳。

2. 外稳定因素

来源于椎旁及颈肩部肌肉。分前、后两组，是使脊柱完成前屈、后伸、左右侧屈、回旋等功能活动（主动运动）的动力源，也是维持颈曲及脊柱稳定的外部力量。当两组肌肉力量均衡、协调时，颈曲正常，脊柱稳定；当一组或一条肌肉受损、力量下降时，双方原有的动态平衡被破坏，颈曲肯定会出现变化并导致脊柱失稳。

脊柱的内、外稳定因素相互依托、相互支持与保护。当外稳定（肌肉力量）强大时，肌肉具有足够的收缩力及张力（支撑力），能有效地保护椎间盘，使其较少的受到来自于自身重力的压迫，能延缓、防止其膨出与突出。因此，肌肉力量的强大对椎间盘具有很好的保护作用；反之，则会加剧椎间盘的蜕变，给内稳定增加负担。同样，当椎间盘正常时，椎旁肌肉受力均匀，不容易损伤；而当椎间盘蜕变、椎间隙变小之后，椎间关节及钩突关节间隙亦变小，摩擦增多，诱发骨质增生及韧带肥厚以及骨化、钙化等，使内稳定下降，增加外稳定负荷，从而使肌肉受到来自于脊柱失稳后的慢性静力性牵拉而出现损伤，功能下降。而肌肉功能下降后，又反过来加重椎间盘的负担，从而形成恶性循环。

两相比较可得知，外稳定较内稳定更重要，因为外稳定对内稳定的保护更直接，更主动。并且，外稳定力的增强可通过主动锻炼获得。

五、与颈椎病相关的头颈部血液供给

血液是机体任一器官存活并发挥其正常生理功能的物质基础，一旦缺乏血液供给，器官相应的生理机能就会下降，严重时甚至会造成器官坏死、功能丧失。因此，保证机体器官足够的血液供给，是维持器官正常生理活动的必要条件。同时也是推拿治疗颈椎病时必须要考虑的、重要的治疗环节。

（一）脑部血液供给

脑组织代谢极其旺盛，其耗氧量约占人体总耗氧量的20%，脑重量虽然只占体重的2%～3%，但所需供血量，却占心输出的15%～20%。脑部供血减少或中断(如TIA，即暂短性脑缺血发作)，可立即导致脑缺氧。缺氧引起功能障碍，如不及时恢复供血（如超过5分钟），神经细胞就可能肿胀、死亡，造成不可逆损害。因此，恢复并维持、保证正常的脑供血，是维持脑细胞正常生理活动、正常生理功能的基础。这在颈椎病的临床治疗上尤为重要。

脑的动脉血液来源主要由椎动脉及颈内动脉两方面完成。颈内动脉分支供给大脑半球前三分之二及部分间脑，形成颈内动脉系，约占脑供血量85%左右；椎动脉和基底动脉发出的分支供应大脑半球后三分之一、部分间脑、脑干及小脑，形成椎－基底动脉系，约占脑部供血15%左右。两系动脉在大脑的分支又分为皮质支（营养大脑皮质及其下方的髓质）和中央支（深入脑实质，供应基底核、内囊、间脑等）。

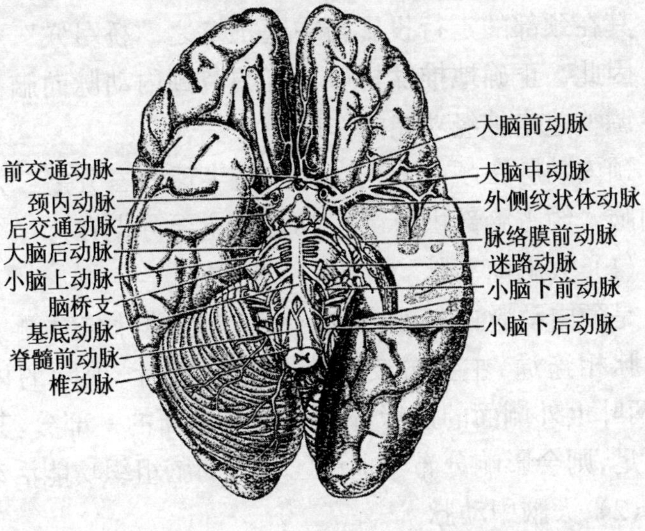

图2－22　脑部血液供应（大脑动脉环）

脑部血液供给	颈内动脉系	——大脑前三分之二及部分间脑
	椎－基底动脉系	——大脑后三分之一、间脑、脑干、小脑等

1. 颈内动脉系

颈内动脉自锁骨处（缺盆）起于颈总动脉，与颈内静脉、迷走神经一起上行于颈动脉鞘内，至颅底颈动脉管外口（翳风穴）入颅腔。其浅层有胸锁乳突肌、深层有斜角肌，两肌肿胀、痉挛时，可刺激、压迫颈动脉鞘，从而影响颈内动脉及迷走神经功能。

其在颈部的走行投影与中医推拿之“桥弓穴”相吻合，因此，正确地推揉桥弓，有调节颈内动脉向脑部供血，调整迷走神经功能的作用。

颈内动脉在颅内分支支配大脑半球前三分之二及部分间脑，约占脑部供血量85%。其主要分支有：

（1）大脑前动脉

是颈内动脉的较小分支,借前交通动脉与对侧大脑前动脉相连通,主要分支分布在大脑额叶、顶叶的内侧面,两叶上外侧面的边缘部分及额叶底面的一部分。其供血不足,则会影响分布于上述区域内的脑组织功能活动。

（2）大脑中动脉

是颈内动脉的最大终支，是颈内动脉的直接延续，分布于大脑半球上外侧面的大部分（半球的边缘除外）及顶枕裂以前的岛叶，包括躯体运动中枢、躯体感觉中枢及语言中枢。是最容易出现血液障碍的动脉，该动脉出现阻塞或破裂时（如脑血栓或脑出血），将产生严重的躯体运动障碍及躯体感觉障碍；其供血不足时，躯体运动及躯体感觉将受到影响。

大脑中动脉的中央支又称前外侧中央动脉或前外侧丘纹动脉，又称豆纹动脉，主要分布于豆状核、尾状核及内囊，在动脉硬化或高血压时容易破裂出血（临床又称之为脑出血动脉），此区域内分布有重要的神经传导通路，一旦受损，对人体影响巨大。

（3）后交通动脉

起于颈内动脉后壁，与椎动脉系之大脑后动脉吻合，是颈内动脉系与椎－基底动脉系之间的重要交通途径。

（4）脉络丛动脉

自颈内动脉末端发出，终止于脉络丛，沿途分支分布于外侧膝状体、内囊后肢、大脑脚底中三分之一、纹状体、下丘脑、海马等结构，此血管路途长，管径细，容易发生栓塞。

2. 椎动脉系

椎动脉起于锁骨下动脉，向上穿行于颈6～1横突孔，经枕骨大孔入颅，在颅内行于延髓外侧面，再逐渐转入前内侧，至脑桥下缘两侧会合形成基底动脉，基底动脉沿脑桥腹侧基底沟上行，至脑桥上缘处又分为左右大脑后动脉，通过颈内动脉系的后交通动脉与颈内动脉系沟通（见图2－23）。

椎动脉左右两侧粗细常不一致，左多粗于右，直径

4～5mm。

根据椎动脉循行部位及行程，通常将其分为四段。

第一段：为自锁骨下动脉分出到进入颈椎横突孔之间部分，其前方有椎静脉、颈内静脉、颈总动脉和甲状腺下动脉。后方为颈 7 横突、颈7～8 脊神经前支、交感神经干及颈下交感神经节。

故当甲状腺肿大、颈 7 横突过长或颈肋出现时，有可能刺激脊神经前支、迷走神经或椎动脉，从而出现神经及血管症状。

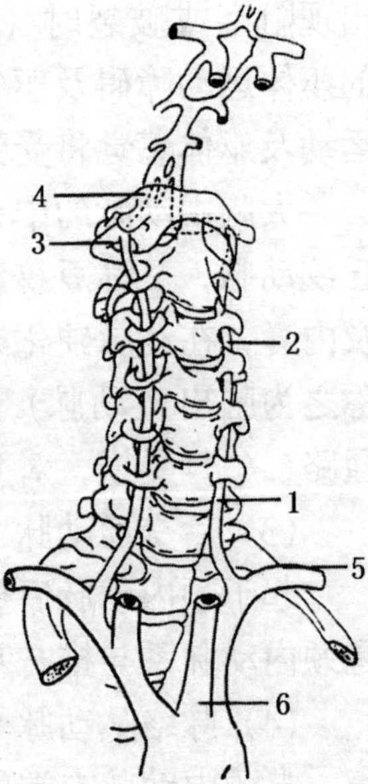

图 2－23　椎动脉

第二段：又称椎骨段，为穿越颈椎横突孔部分，多自第六颈椎横突孔进入，上行至第一颈椎横突孔穿出，位于各横突孔内侧，周围有椎静脉、交感神经伴行（见图 2－5C）。

因此，任何原因导致的颈曲改变，都会影响椎动脉血运。一般而言，颈部肌肉劳损导致颈曲改变后，可直接导致椎动脉受到牵张，内径变小，血液流速加快，流量下降，血运受阻。颅脑 TCD 检查多见椎动脉血液流速加快，流量减少，脑供血不足。椎间盘蜕变变薄后，高度下降，椎动脉相对变长并出现隆凸或扭曲，亦可影响椎动脉血运（见图 2－24）。血管内径变大，血液流速变慢，流量下降。颅脑 TCD 检查多见椎动脉血液流速减慢，流量减少，脑供血不足；钩突增生后，可直接压迫椎动脉，影响其血运（见图 2－4F)。颅脑 TCD 检查多见椎动脉血液流速加快，流量减少，脑供血不足)；等等。但其下降程度是否超过其生理代偿能力而出现临床症状，需结合临床。

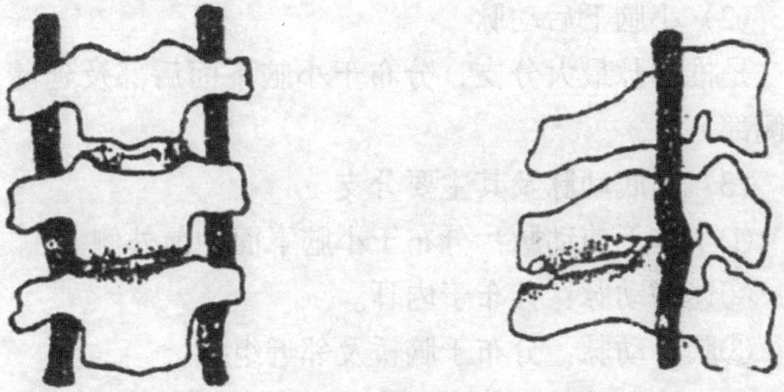

图 2－24　椎间盘蜕变后椎动脉扭曲

第三段：又叫枕段，位于枕下三角区，椎动脉自颈 1 横突孔穿出后，呈锐角向后方，围绕寰椎上关节面的后外侧向内，经寰椎侧块后方的椎动脉沟，穿越寰枢后膜的外缘（天柱穴）进入椎管，再经枕骨大孔入颅。

其邻近组织有寰枕下后肌群及韧带（见肌肉部分)，这些软组织肿胀、肥厚或骨化、钙化之后，极易影响椎动脉血运。

第四段：又叫颅内段，为自枕骨大孔入颅后抵达桥脑下缘与对侧椎动脉会合，形成基底动脉，再与颈内动脉形成大脑动脉环。

椎动脉主要分支

（1）脊髓前、后动脉

自椎动脉分出，两侧的脊髓前后动脉分别在脊髓前、后侧会合，并沿脊髓前后侧下行，分支供给脊髓（延髓）、脊神经及其周围支持组织血流量的90%。

（2）小脑下后动脉

是椎动脉最大分支，分布于小脑下面后部及延髓后外侧部。

（3）基底动脉及其主要分支

①小脑下前动脉：分布于小脑下面的前外侧。

②迷路动脉：分布于内耳。

③脑桥动脉：分布于脑桥及邻近组织。

④小脑上动脉：分布于小脑上面，髓质深部及齿状核等。

⑤大脑后动脉：是基底动脉的终末支，皮质支分布于颞叶的内侧面、底面及枕叶；中央支分布于背侧丘脑、内侧膝状体、下丘脑及底丘脑。

需要关注的是，位于延髓的迷走神经背核由椎动脉分支延髓动脉供血，当椎动脉出现严重供血不足时，延髓动脉供血亦下降，迷走神经背核功能受损，导致迷走神经功能下降；又由于迷走神经为副交感神经，与交感神经相互拮抗，所以临床上出现交感神经功能相对亢进表现，引发交感神经型（植物神经型）颈椎病。

3. 大脑动脉环

大脑动脉环由颈内动脉系的前交通动脉、两侧的大脑前动脉起始段、两侧颈内动脉末端（即大脑中动脉）、后交通动脉与椎动脉系的大脑后动脉连通而成。大脑动脉环使两侧颈内动脉系和椎动脉系的血液得以沟通，在正常情况下，大脑动脉环两系各血管之间的血液不混流，各司其职；只有当动脉环的某一血管血液减少或阻塞时，血液可经大脑动脉环重新分配。因此，大脑动脉环在一定程度上具有平衡脑内各血管血压，调节各血管之间的血流，维持脑部正常血液供给的作用。

（二）脊髓血液供给

脊髓的血液供给丰富，主要来源于脊髓前动脉、脊髓后动脉以及来自于节段动脉的椎间动脉脊膜支。

（1）脊髓前动脉

发自椎动脉末端，沿脊髓前正中裂下行，沿途接受6~8支前根动脉，供应脊髓全长。

（2）脊髓后动脉

发自椎动脉内侧或小脑后动脉，左右各一，沿脊髓后外下行，沿途接受5~8条后跟动脉，在后根侧方入脊髓，分布脊髓后三分之一部分。

（3）椎间动脉

根据部位不同，发自椎动脉、颈深动脉、肋间动脉、腰动脉或骶中动脉等，在颈部，主要是椎动脉及颈深动脉的分支沿脊神经进入椎管，分为前根动脉及后根动脉。

六、与颈椎病相关的神经学知识

神经系统构成图例。

- 神经系统
  - 中枢神经系统
    - 脑
    - 脊髓
  - 周围神经系统
    - 躯体神经
      - 脑神经（12对）
      - 脊神经（31对）
        - 感觉支——传入躯体感觉
        - 运动支——支配骨骼肌运动
    - 内脏神经
      - 内脏传入神经——传入内脏感觉（感觉神经）
      - 内脏传出神经（植物神经）
        - 交感神经
        - 副交感神经
        - （交感神经、副交感神经）支配内脏运动（运动神经）

本节主要介绍与颈椎病相关紧密的周围神经系统。

（一）脊神经

颈部脊神经共有八对，分称第一至第八颈神经，其中第一至第七对颈神经在相应椎骨上方的椎间孔出椎管，第八对颈神经在颈7与胸1之间的椎间孔出椎管

(第一颈神经位于枕寰之间出椎管)。

脊神经由前、后根在椎间孔内合并而成。一般前根为运动性，起于脊髓前角，除含有躯体运动神经外，在T1～L3段及骶2～4节段还分别含有交感神经纤维和副交感神经纤维，躯体运动神经支配骨骼肌运动，内脏神经的传出神经即交感神经和副交感神经的功能既相互对立又相互协调，支配心肌、平滑肌、腺体等内脏运动。后根为感觉性，止于脊髓后角，除含躯体感觉神经，接受皮肤感觉外，在T1～L3段及骶2～4节段，还含有内脏感觉神经，传导内脏感觉。每对脊神经，均由前、后根汇集而成。因此，每对脊神经都是混合性神经。

脊神经的神经干很短，出椎间孔后立即分为脊膜支、前支、后支及交通支。

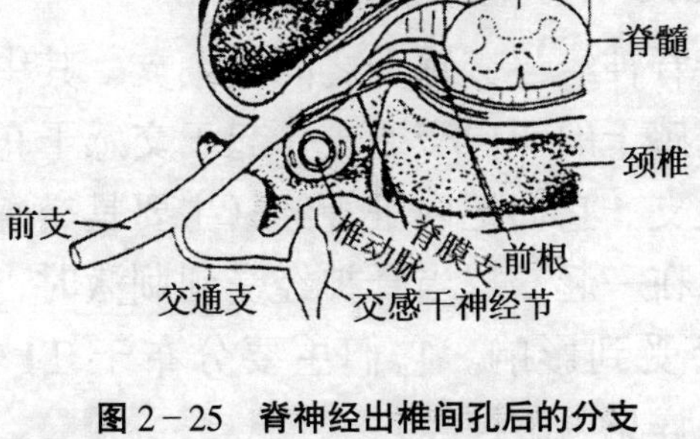

图2－25　脊神经出椎间孔后的分支

1. 脊膜支

为极细小的一支，在脊神经分为前、后两支之前发出，然后经椎间孔返回椎管，在椎管内各脊膜支又分为较大的升支与较小的降支，并相互吻合形成脊膜前丛与脊膜后丛，分布于脊髓被膜、椎骨骨膜、椎间盘纤维环、韧带、血管壁等。脊膜支含有来自脊神经的感觉纤维(主要是感觉支),并有细支与最邻近的交感神经相连。

在颈部,脊膜支又称为窦维神经或 luschka 神经,与交感神经纤维混合后,与椎动脉伴行入椎管,分布于神经根轴,硬脊膜,后纵韧带,黄韧带及椎间盘纤维环等。

因此，脊神经受到根性刺激与压迫时（如椎间盘突出症），脊膜支肯定会受到影响，从而出现相应的颈、胸、腰部的椎管内症状（主要是感觉症状，如疼痛）。

除此之外，上 3 对颈神经的脊膜支还向上延伸入颅窝，故当上颈段颈神经受到刺激时，完全可以引起颅后（脑后）感觉障碍。

2. 交通支

为连接脊神经与交感干之间的细支，其中来自于脊神经到达交感干的叫白交通支，起于交感干止于脊神经的叫灰交通支。它们把内脏神经（主要是交感神经）与脊神经联系在一起，故当脊神经受到刺激时，交感神经的功能亦会受到影响。它们主要分布于 T1～L3 及骶 2～4节段（详见内脏神经）。

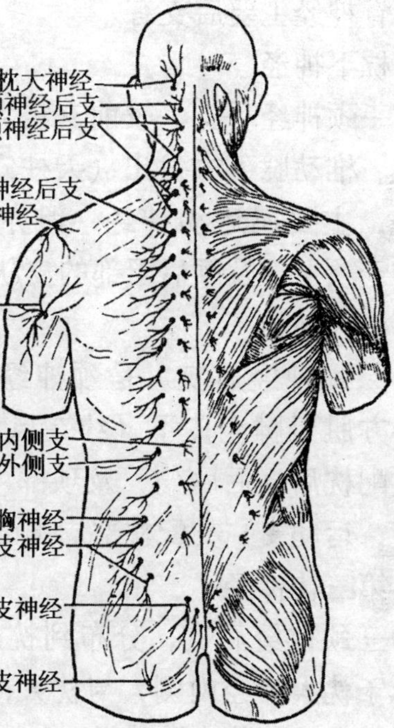

图 2－26　脊神经后支

3. **后支（见图 2－26）**

除第一、第二颈神经的后支较为粗大外，其余各脊神经的后支均较相应的前支细而短。它们自椎间孔分出后，绕过同节椎体横突上缘，到达脊柱的后、外侧，呈节段性分布于枕、颈、胸、腰、骶、臀部的皮肤及脊柱两侧深层的肌肉（主要是竖脊肌）与韧带。因此，当脊神经受到根性刺激与压迫后（如椎间盘突出症），脊神经后支支配区域内肯定应当出现相应症状。

颈部脊神经主要后支有

(1) 枕下神经

为第一颈神经后支，较前支粗大，于寰椎后弓的椎动脉沟内、椎动脉下方发出（天柱穴）分支支配枕部周围的肌肉，主要属运动神经，但亦有分支（为感觉神经）分布于项上部及颅后下部的皮肤。

(2) 枕大神经

为第二颈神经后支，是颈神经后支中最粗大的一条，穿斜方肌肌腱至皮下（约在风池穴）。除皮支（感觉支）支配枕后（后脑勺）及项部（颈后）皮肤外，分支（肌支，运动支）支配枕部周围的肌肉。

(3) 第三枕神经

为第三颈神经后支，分布到枕外隆凸附近的皮肤。此神经位于枕大神经内侧，与枕大神经之间有交通支相连，协同受理后枕部皮肤感觉。

(4) 第四至八颈神经后支

呈节段性支配脊柱两侧的皮肤及肌肉（竖脊肌）。

4. 前支

除第一、第二颈神经前支细小外，其余均较后支粗大，其特点是几支脊神经的前支先组成神经丛，然后再从神经丛发出分支，分布到相应的肌肉与皮肤。

(1) 颈丛

由颈1至颈4颈神经前支组成，位于胸锁乳突肌上部的深面，发出至皮肤的皮支（感觉性）及至肌肉的肌支（运动性）。

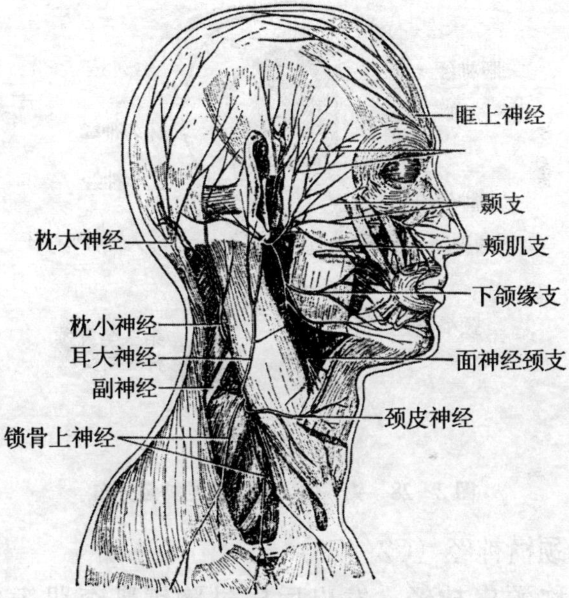

图 2－27　颈神经前支穿出点

1）皮支

均在胸锁乳突肌后缘中点附近穿出（相当于中医推拿之天窗穴），是颈部皮肤浸润麻醉的一个常用阻滞点，然后再分出细支。

①枕小神经（C2）

为皮支，沿胸锁乳突肌后缘上行，分布于颈部及耳廓背面上部的皮肤。

②耳大神经（C2、C3）

沿胸锁乳突肌表面向耳垂方向上行，分布于耳廓及附近皮肤。

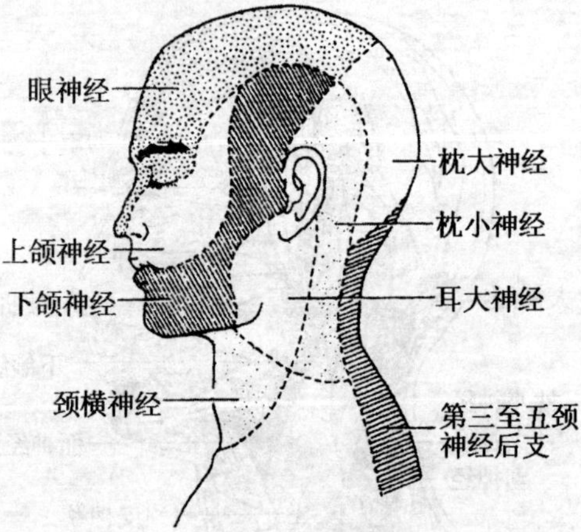

图 2－28　头、颈、面部感觉神经分布

③颈横神经（C2、C3）

也称颈皮神经，发出后横过胸锁乳突肌表面向前行，分布于颈部皮肤，与面神经常有交通支相连。

④锁骨上神经（C3、C4）

行向下外方，有 2～4 支，分布于颈下外侧区胸壁上部及肩部皮肤。

2）肌支

分布到颈深肌群、舌骨下肌群及膈。

膈神经，为混合神经，沿前斜角肌前面，经胸廓上口入胸腔。运动纤维支配膈肌运动，感觉纤维分布至胸膜、心包及膈下的部分腹膜，右侧膈神经的感觉纤维还分布到肝及胆囊表面的腹膜。因此，颈椎病时，可出现呼吸受阻（即胸闷、气短）症状。

(2) 臂丛

由第五至第八颈神经前支及胸1前支的大部分组成。臂丛的神经根自颈部椎间孔（夹脊穴）分出后穿过斜角肌间隙（缺盆穴），位于锁骨下动脉后上方，经锁骨后方与肋骨之间及胸小肌与肋骨之间的胸小肌间隙到达腋下（极泉穴）。臂丛以锁骨为界，可分为锁骨上部与锁骨下部，锁骨上部分支多为短小肌支，分布于颈、胸壁及背部肌肉；锁骨下部围绕腋动脉分为位于腋动脉外侧的外侧束，位于腋动脉内侧的内侧束及位于腋动脉后方的后束。在锁骨上部与下部均有其重要分支。

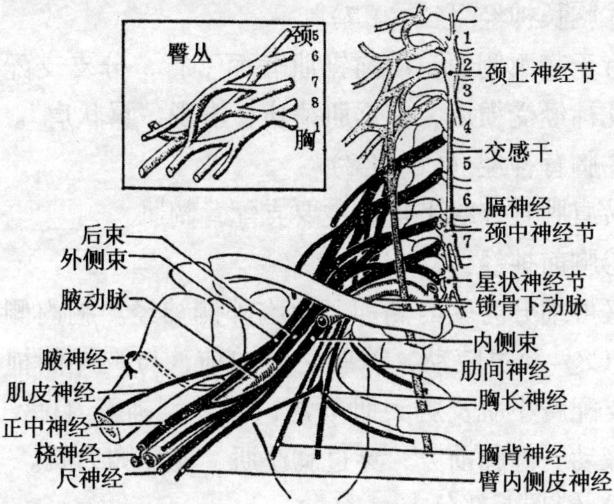

图2-29 颈丛与臂丛

1）锁骨上部分支

①肩胛背神经（C4、C5）

主要支配菱形肌与肩胛提肌。

②肩胛上神经（C5、C6）

发于锁骨上部，多数有C4参与，经斜方肌及肩胛舌骨肌深面至肩胛骨上缘，然后转至冈上窝及冈下窝，支配冈上肌、冈下肌及肩关节。

③肩胛下神经（C5、C6）

主要支配肩胛下肌、大圆肌。

④锁骨下神经（C5、C6）

主要支配锁骨下肌群。

⑤胸长神经（C5、C7）

行于胸廓侧面，沿前锯肌表面下行，分支支配前锯肌。此神经受损后，前锯肌瘫痪，出现“翼状肩”。

⑥胸背神经（C6、C8）

沿肩胛骨外缘下行，主要支配背阔肌。

⑦胸前神经（C5、T1）

又可细分为胸内侧神经及胸外侧神经。胸内侧神经（C5、C8）穿过腋动、静脉之间向前，与胸外侧神经汇合，支配胸小肌及胸大肌下部；胸外侧神经（C8、T1）跨过腋动、静脉前方，穿过胸小肌，支配胸大肌。

2）锁骨下部分支

①腋神经（C5、C6）

起于臂丛后束，绕肱骨外科颈至三角肌深层，发肌支支配三角肌、小圆肌及肩关节。发皮支支配肩部外侧区上部皮肤，此皮支又称臂外侧皮神经。

②桡神经（C5、T1）

起于臂丛后束，在肱三头肌深面下行至肘，在肱骨外上髁上方分为浅、深两支。其在上臂沿途发出肌支支配肱三头肌、肘肌、肱桡肌及桡侧腕长伸肌等伸腕肌；发出皮支支配臂后部、臂下外侧及前臂后侧面皮肤。至肘部后，其浅支为皮支，分布于手背桡侧半及桡侧两个半手指近节背面的皮肤；其深支为肌支，主要支配前臂伸肌群、下尺桡关节、腕关节及掌骨间关节。

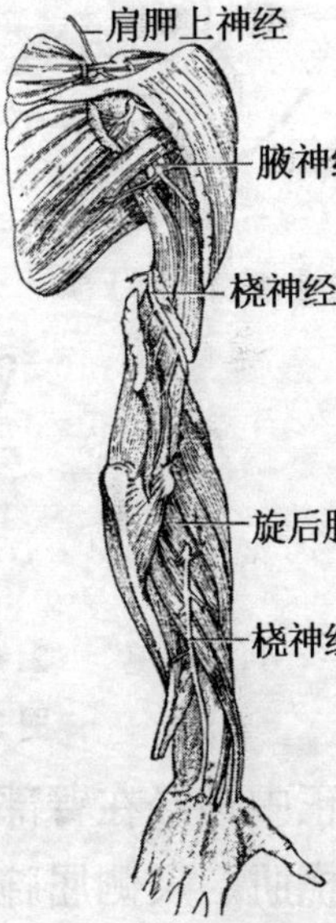

图 2－30　上肢后面神经

桡神经损伤后，表现为不能伸腕及伸指，不能旋后，呈“垂腕”状，感觉障碍以第一、二掌骨间背面皮肤明显。

③正中神经（C6、T1）

由臂丛内、外侧束混合而成，夹腋动脉下行，组成正中神经干。正中神经干沿肱二头肌内侧沟伴肱动脉下行至肘窝，再由肘窝在前臂正中下行，位于指浅、指深层肌之间到腕部，在桡侧腕屈肌肌腱与掌长肌腱之间入腕管，经掌腱膜深面到达手掌。

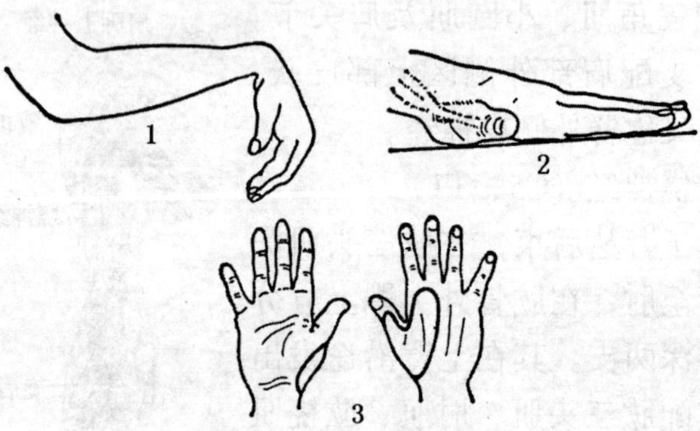

1."垂腕"　2. 拇指不能外展和抬起　3. 感觉障碍区

图 2－31　桡神经损伤症状

正中神经在臂部无分支，在前臂发出许多肌支支配除肱桡肌、尺侧屈腕肌和指深屈肌尺侧半的所有前臂屈肌、旋前肌及附近关节；在手部分支进入大鱼际，支配拇短展肌、拇短屈肌、拇对掌肌及第一、二蚓状肌（以上即受损时的运动障碍区）。并发出皮支分布于手掌桡侧三分之二区、桡侧三个半手指掌面及这三个手指背面末两节皮肤（即感觉障碍区）。

正中神经损伤后，运动障碍表现为前臂不能旋前，屈腕力下降，拇、食、中指不能屈曲，拇指不能对掌，手掌因此变得平坦。感觉障碍以手掌桡侧三分之二区及拇、食、中指掌面皮肤为主。

④尺神经（C8、T1）

发于臂丛内侧束，沿肱二头肌内侧沟下行，经臂中部转向后下，经肱骨内上髁后方的尺神经沟再转至前臂

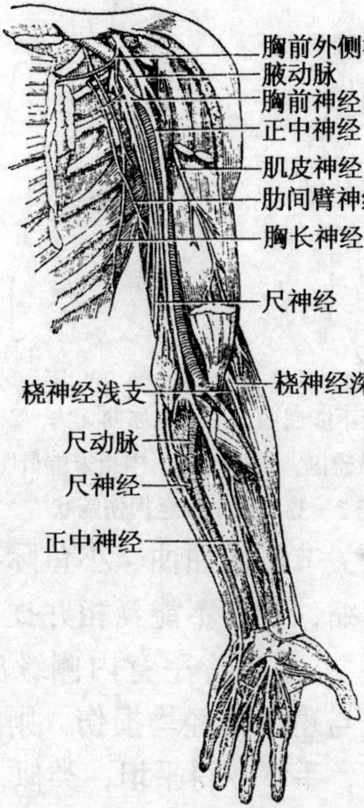

图 2－32　上肢前面神经

前内侧，在尺侧屈腕肌和指深屈肌之间于豌豆骨外侧入手掌。其在前臂发肌支支配尺侧屈腕肌和指深屈肌尺侧半，在手掌发出肌支入小鱼际，支配拇收肌、骨间掌骨肌、骨间背侧肌、第三至四蚓状肌。其发出皮支于手掌尺侧三分之一区和尺侧一个半指皮肤；在手背分布于尺侧二分之一区和尺侧两个半手指皮肤。

尺神经受损后，运动障碍表现为屈腕力减弱，尺侧

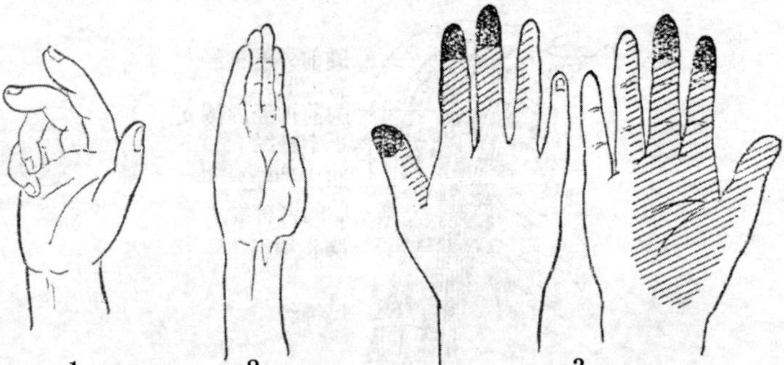

1. 拇、食指不能屈曲，中指也屈曲无力　2. 猿手
3. 感觉障碍区，以拇、食、中指末端最明显
图 2－33　正中神经损伤症状

一个半手指远节指关节不能屈曲，小鱼际萎缩，拇指不能内收，骨间肌萎缩，各指不能互相并拢，各指关节过伸，出现“爪形手”。手掌、手背内侧缘皮肤感觉下降或丧失，若尺神经与正中神经均损伤，则大小鱼际、骨间肌、蚓状肌萎缩，手掌变得平坦，类似“猿手”。

⑤肌皮神经（C5、C7）

发于臂丛外侧束，行向下外至肱二头肌深层，发出肌支支配肱二头肌、肱肌、喙肱肌。发出皮支沿肱二头肌外侧沟下行至肘关节稍上方，穿出深筋膜下降于前臂，分布于前臂外侧皮肤，称前臂外侧皮神经。

⑥臂内侧皮神经（C8、T1）

发于臂丛内侧束，分布于臂内侧皮肤。

⑦前臂内侧皮神经（C8、T1）

发于臂丛内侧束，分布于前臂内侧皮肤。

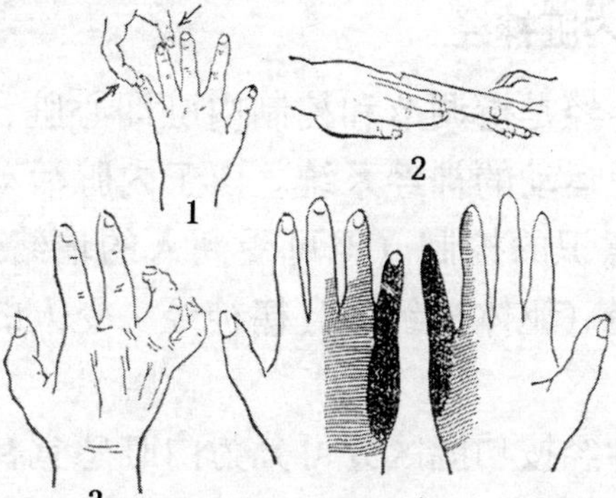

1. 手指不能并拢　2. 手指不能夹紧纸片

3. “爪形手”　4. 感觉障碍区，以小指最明显

图 2－34　尺神经损伤症状

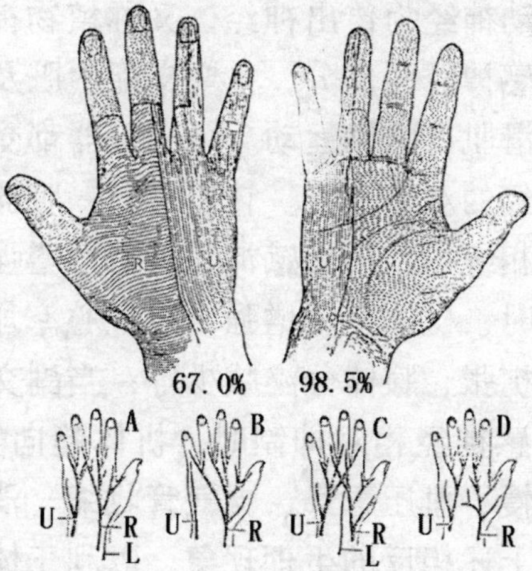

U. 尺神经　R. 桡神经　M. 正中神经　L. 前臂外侧皮神经

A. 占 2%　B. 占 4.5%　C. 占 12.5%　D. 占 6.7%

图 2－35　手皮肤神经支配区域分布

（二）内脏神经

内脏神经是指调节和控制内脏即心脏、心血管、腺体等感觉及运动的神经系统。由于内脏活动通常不直接受到人们意识的控制（但可受到人的情绪影响），故又称自主神经（躯体神经为自律神经，受人的主观意识控制）。

内脏神经按功能区分可分为内脏感觉神经与内脏运动神经。

内脏感觉神经属传入神经，它将来自于内脏、心血管等处的感觉冲动传入各级中枢，经中枢整合后再通过内脏运动神经来调节这些器官的运动。

内脏运动神经为传出神经，又称植物神经，分交感神经与副交感神经两部分，主要支配内脏及心血管壁上的心肌、平滑肌、腺体运动。每一脏器都受到交感神经与副交感神经的双重支配。它们对同一脏器的作用既互相拮抗又互相统一。当交感神经兴奋性增强而副交感神经相对抑制时，机体运动增强，出现心率加快、血压增高、支气管扩张、腺体分泌减少等；当副交感神经兴奋性较高而交感神经相对抑制时，机体趋向安静与睡眠，出现心率变慢、血压下降、支气管收缩、消化活动增强等一系列与上述相反的生理现象，以利于体力的恢复及能量的贮存。因此在临床上，应酌情调整整个植物神经系统的功能活动。

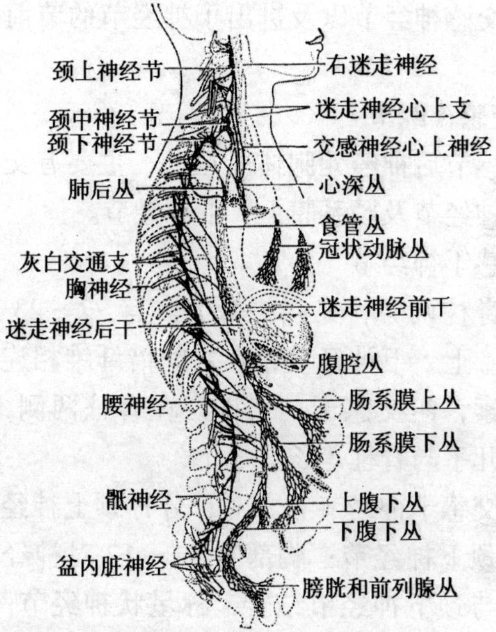

图 2－36　植物神经分布

1. 交感神经

分中枢部及周围部两部分。

(1) 中枢部

最高中枢在大脑皮层，皮质下中枢在丘脑下部（在脑干网状结构内还有一些内脏基本调节中枢），低级中枢就是交感节前神经元的细胞体。位于第一胸节至第二腰节的侧角内。根据交感低级中枢所处的位置，常将交感神经称为“植物神经胸、腰部”。

(2) 周围部

包括交感神经节以及进出于神经节的节前纤维与节后纤维。

1）交感神经节

为交感节后神经元胞体所在处，主要有交感干神经节、腹腔神经节及肠系膜上、下神经节。

①交感干神经节

位于脊柱两旁，又叫椎旁节。有22～23对及尾部一个单节。上、下神经节相互之间借纤维相连，每侧形成一个链索，叫交感干。它排列在脊柱两侧，上自颈，下达尾，几乎与脊柱等长。

颈部交感干神经节有3对，分称颈上神经节、颈中神经节与颈下神经节；胸部有11～12对神经节，第一胸神经节与颈下神经节结合，称星状神经节；腰部与骶部各有4对神经节；尾部为单节，两侧交感干合于此节。

②腹腔神经节

位于腹腔丛内，腹腔动脉根部两旁。

③肠系膜上神经节与肠系膜下神经节

分别位于肠系膜上、下丛内，在肠系膜上、下动脉根部。

2）交感神经分布（见图2－37）

①由T1～T2（或C8～T1）侧角发出的节前纤维经脊神经、白交通支到达交感干胸1～2节，并在交感干内上升至颈上神经节换元，发出节后纤维与颈内、外动脉伴行，分布于瞳孔开大肌、眶内平滑肌（与动眼神经

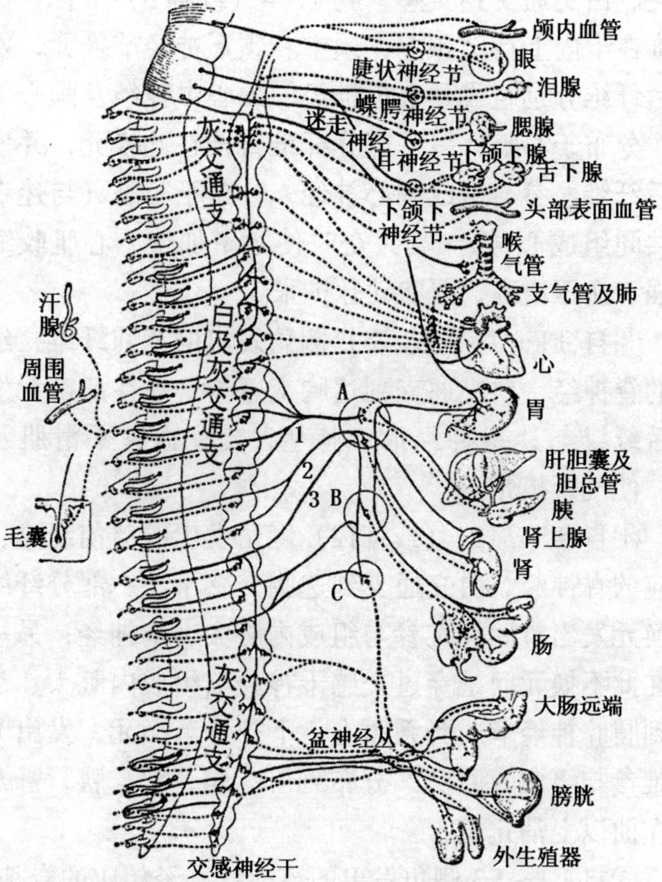

A. 腹腔神经节　B. 肠系膜上神经节　C. 肠系膜下神经
1. 内脏大神经　2. 内脏小神经　3. 内脏最小神经

图 2－37　交感神经分布

副核相呼应)，其兴奋时使瞳孔开大。

②由 T1～T4（或 T5）侧角发出的节前纤维，经脊

神经、白交通支到交感干胸1～4（或胸5）节，一部分纤维在干内上行至颈上、颈中、颈下神经节换元，发出节后纤维分别组成颈心上神经、颈心中神经及颈心下神经，分布于心脏；另一部分纤维直接在此换元，并发出节后纤维，参与组成胸心神经，分布于心脏（与迷走神经共同组成心丛）。其兴奋时使心率加快、心肌收缩力加强、血压增高、冠状动脉扩张。

③自T1～T5（或T6）侧角发出的节前纤维，经相应的脊神经、白交通支到达胸交感干，并在此换元发出节后纤维与迷走神经形成肺丛，支配血管平滑肌及腺体，使气管扩张。

④自T5～T11（或T12）侧角发生的节前纤维，经相应的脊神经、白交通支到达胸交感干，一部分纤维在此换元发出节后纤维参与组成内脏大、小神经；另一部分在此不换元而是穿过交感干神经节组成内脏大、小神经到腹腔神经节或肠系膜上、下神经节换元，发出节后纤维参与组成腹腔丛，分布到肝、胆、脾、胰、肾及结肠左曲以上消化道。

⑤自L1～L3侧角发出的节前纤维经相应的脊神经、白交通支到达腰交感干神经节，穿越此节组成腰内脏神经，并加入腹主动脉丛，由此丛分出肠系膜下丛，一部分纤维在肠系膜下神经节交换神经元，发出节后纤维分布到降结肠和直肠上部；另一部分下延参与组成腹下丛。

综上所述，T1～T5发出的节后纤维主要支配头颈、胸腔脏器及上肢的血管、汗腺、立毛肌；由 T5～T12 节发出的节后纤维主要支配肝、脾、肾等实质性器官及腹腔内左曲以上的消化道；由 L1～L3 节发出的节后纤维主要支配结肠左曲以下的消化管、盆腔脏器和下肢的血管、汗腺及立毛肌。

2. **副交感神经**

副交感神经亦分为中枢部及周围部两部分。

（1）中枢部

最高中枢、皮质下中枢及基本调节中枢分别位于大脑皮层、丘脑下部及网状结构。低级中枢就是副交感节前神经元的细胞体，位于脑干副交感核及脊髓第 2～4 骶节。根据副交感神经低级中枢的位置，常将副交感神经称为“植物神经脑、骶部”。

（2）周围部

包括从低级中枢发出的节前纤维、副交感神经节和节后纤维。副交感神经节多位于器官近旁或器官内，因而有“器官内节”及“器官旁节”之称。

与颈椎病相关的副交感神经核主要是位于脑干部的动眼神经副核、上泌涎核、下泌涎核和迷走神经背核。它们能否发挥正常的生理功能与头颈部的血液供给是否充足有关。因此，保证足够的脑部供血，是副交感神经发挥正常生理功能的基础；否则，必出现交感神经兴奋性相对亢进的临床症状。

①由动眼神经副核发出的节前纤维参与组成动眼神

经，在睫状神经节内交换神经元，发出节后纤维支配瞳孔括约肌及睫状肌，其兴奋时使瞳孔缩小（睫状肌收缩使晶体厚度增加）。

动眼神经副核→节前纤维→动眼神经→状神经节换元→节后纤维{瞳孔括约肌收缩
→缩瞳睫状肌
→晶状体变厚

②由上泌涎核发出的节前纤维一部分经岩大神经至翼腭神经元换元，发出节后纤维分布到泪腺及鼻腔黏膜，其兴奋时使泪腺及鼻腔黏膜分泌；另一部分加入舌神经，再到下颌下神经元换元，发出节后纤维分布颌下腺及舌下腺，其兴奋时使舌下腺及颌下腺分泌。

上泌涎核节前纤维→{岩大神经→翼腭神经节换元→节后纤维→泪腺、鼻腔黏膜→分泌
舌神经→下颌下神经节换元→节后纤维→颌下腺、舌下腺→分泌

③由下泌涎核发出的节前纤维经鼓岩神经、岩小神经在耳神经节换元，发出节后纤维分布到腮腺，兴奋时使腮腺分泌。

下泌涎核→节前纤维→鼓岩神经、岩小神经→耳神经节换元→节后纤维→腮腺→分泌

④由迷走神经经背核发出的节前纤维参与组成迷走神经，经颈动脉鞘（桥弓穴）入胸腔，在胸、腹腔器官内或器官旁神经节换元，再发出节后纤维分布于胸腹腔脏器及消化道左曲以上。

迷走神经背核→节前纤维→迷走神经→颈动脉鞘→

胸、腹腔器官内或器官旁神经节换元→节后纤维→

其主要分支有

a. 咽支→支配咽肌及软腭肌运动，并管理软腭黏膜的感觉及腺体分泌。

b. 喉上神经与喉下神经（喉返神经）→分布于喉部黏膜及喉肌，前者司理感觉及腺体分泌，后者司理喉肌的运动。因此，迷走神经功能下降时，患者可表现出喉部不适感或干痒感，说话别扭感或费力等。

c. 颈心支与心支→与交感神经心支结合成心丛，调节心脏活动，故迷走神经功能下降时，将出现交感神经亢奋现象，如心慌、心悸等。

d. 食管支→与交感神经共同构成食管丛，司理食道的感觉与运动，其功能下降，出现食管感觉异样（有异物感）。

e. 支气管支→与交感神经共同构成支气管丛及肺丛，司理支气管及肺，其功能下降时，可出现胸闷、气促。

f. 胃支→与交感神经相配合，协调胃部运动，其兴奋时使胃蠕动增加，腺体分泌增多，胃壁张力增加；其减弱时则出现胃胀、食欲不振、呃逆、恶心、呕吐等。

g. 腹腔支→分布于肝、胆、脾、胰、肾及消化道左曲以上，与交感神经相互调节，司理这些器官的感觉及运动。其兴奋时，使肠蠕动加快、腺体分泌增加；其功能减弱时，则表现出腹胀、便秘、胰岛素水平低下等。

骶部副交感神经节前纤维由骶 2～4 副交感神经核

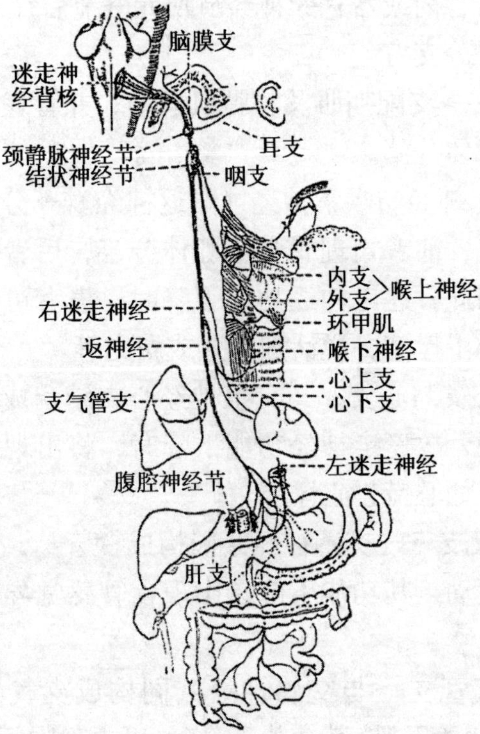

图 2－38　迷走神经

发出，随骶神经前根、前支出骶前孔入盆腔，参与组成盆内脏神经，分布到降结肠、乙状结肠及盆腔脏器，在这些脏器内或旁交换神经元后，发出节后纤维，支配这些器官平滑肌及腺体（与颈椎病关系不大）。

从以上内容可以知道，与颈椎病联系紧密的内脏神经主要是迷走神经。调节迷走神经功能，是消除颈椎病植物神经症状的关键。

下　篇

容易与颈椎病混淆的颈部常见病

一、落枕

（一）概述

落枕系颈椎小关节错缝中较典型者，往往是在颈椎小关节错位的基础上合并颈部肌肉、韧带损伤，痉挛较重；亦可只是肌肉、韧带损伤而无颈椎小关节错位；且多有受寒史，于睡醒时发现。

（二）病因病理

1. 睡眠过程中，颈部肌肉、韧带相对放松，如睡卧姿势不正确或单一睡姿过久，可导致颈部肌肉、韧带受到慢性静力性牵拉伤，局部水肿、渗出、产生无菌性炎症。

2. 睡眠时颈部肌肉、韧带松弛，关节囊亦松弛，椎体稳定性相对下降，翻身时或惊醒时颈部肌肉的突然不协调收缩，可牵拉或推挤椎体移动而产生错位；在椎体移动过程中，关节囊滑膜亦可被挤压在上、下关节突之间而产生嵌顿；同时加剧韧带、肌肉的牵拉伤。

3. 受寒可直接导致局部血液循环障碍，影响颈部肌肉的收缩功能而出现紧张、痉挛；同时亦可影响正常生理代谢产物的排泄，从而使颈部肌肉、韧带功能失调而诱发或加剧本病。

（三）临床表现

1. 疼痛

多在醒后发现一侧颈、肩部肌肉僵硬、酸胀、疼痛不舒，且多伴有紧张、紧束感。程度可轻可重，一般以肌肉损伤明显者痛剧，而以错位为主者痛轻。疼痛的部位以斜方肌上束及中束、肩胛提肌、菱形肌为主，以头、颈夹肌为辅，偶可涉及斜角肌及胸锁乳突肌。疼痛严重时，可向同侧头颈部及上肢放射。系肌肉紧张、痉挛刺激、压迫周围神经引起的干性神经痛，不同于颈椎病变的根性神经痛。

2. 压痛

颈、肩部出现广泛的疼痛及压痛点，并可以触摸到紧张痉挛的斜方肌、肩胛提肌及菱形肌等。压痛点多位于肩井（斜方肌上部肌束），肩中俞，肩外俞（斜方肌中部肌束），附分（肩胛骨内上角，肩胛提肌下附着点），附分至膈关（肩胛骨内缘，菱形肌外侧附着处），风池（头颈夹肌、竖脊肌、胸锁乳突肌附着处），风府（棘上韧带附着处）。

3. 颈部功能受限

头顶歪向患侧，下颌指向对侧，前屈后仰及旋转功能均受限，以向患侧转受限明显，患者多以腰椎旋转功能代偿颈椎旋转功能。

4. **有时可触摸到偏歪的棘突**

5.X **片：多数无阳性发现**

(四) 治疗

治疗原则及手法以纠正错位，解除嵌顿，缓解、消除肌肉的紧张、痉挛，促进炎性反应物的吸收、消散为目的。

1. **手法治疗**

(1) 颈肩部疼痛区㨰法。手法要求既轻柔和缓又深透有力，力度以患者感觉舒适或能耐受为标准;10分钟左右,至深层温热。使紧张、痉挛的肌肉放松,疼痛缓解。

(2) 颈肩部指揉法。继上法，施术于紧张、痉挛之斜方肌、肩胛提肌、菱形肌、头颈夹肌等之上，用以加强㨰法的效果。

(3) 点按法。以风池、风府、肩井、肩中俞、肩外俞、附分至膈关、阿是穴等为主，每穴 3 次，得气为度，至疼痛缓解或消除。点按过程中可配合患者的颈部主动运动。

(4) 颈椎被动运动法。可选择前屈定位扳法、后仰定位扳法及后仰不定位扳法等，坐位及卧位均可，一般先患侧，后健侧，左右各 1 次。

①颈椎后仰不定位扳法

患者正坐，头微后仰。医者侧立其后，一手托下颌，另一手托扶枕后，两手同时向上提端牵引，在保持足够提端牵引力下，先作颈部摇法6～7次，然后在患者颈部完全放松下行颈椎扳法，左右各1次。

②颈椎前屈定位扳法

患者正坐，头微屈曲。医者侧立其后，先以一手拇指（或中指）置于痛点（或偏歪棘突之上），另一手扶持对侧下颌；先使头颈慢慢前屈，待颈部屈伸轴到达痛点时，再适度旋转，即可使偏歪的棘突复位。先患侧，后健侧，左右各1次。

③颈椎后仰定位扳法（见颈椎病）

（5）放松手法

以上手法治疗后，颈肌损伤较轻之落枕1次可愈，颈肌损伤较重者3～5次亦愈。

久治不愈之落枕及经常、反复出现之落枕应考虑到颈椎病。

2. 药物治疗

舒筋丸、小活络丹内服或麝香追风膏、701跌打止痛膏外敷等。

3. 其他治疗

如针灸、理疗、刮痧、拔罐等，均有疗效。

二、寰枢椎半脱位

（一）概述

寰枢椎半脱位是指颈椎第一、二节之间错位并合并有局部软组织损伤的一种病症。多见于颈部损伤之后。外伤严重时，可出现脊髓损伤，从而引起臂丛神经受刺激症状或脊髓压迫症状。

适应颈部功能活动的需要，颈椎第一、二节在结构上各有其特点。

颈椎第一节又称寰椎，特点是无椎体、棘突及横突，仅有两个侧块及前、后二弓组成。侧块上面有一对向上的关节凹，与枕骨髁构成寰枕关节；在前弓后缘有一凹陷，叫齿突凹，与枢椎齿突构成寰枢关节。

寰枕关节：由寰椎侧块上的关节凹与枕骨髁构成，有翼状韧带、寰椎十字韧带保护，属于联合关节。头颅在此关节上，可作前屈、后仰及左右侧屈运动。

寰枢关节：由三个相对独立的关节构成。两个由枢椎上关节面与寰椎下关节面构成，称寰枢关节；另一个由枢椎的齿突与寰椎前弓后缘的齿突凹及其后方的寰椎横韧带构成（又称环齿关节）。三个关节为一整体，属联合关节。寰椎连同头颅以齿突为轴，在神经、肌肉的作用下，作环转运动。

（二）病因病理

寰枢椎半脱位多因外伤而致，外力的大小可轻可重。轻者可因如突然、快速地扭转颈部，或作前滚翻运动时动作失误引起；重者可因如运动中跌倒，或遭遇急刹车，或牵拉颈部旋转等所致。

（1）寰枢关节在外力（上下方向的牵拉力及左右旋转力）作用下突然被动运动，且运动速度过快，运动幅度过大，致使关节滑膜运动不协调而嵌塞在关节缝中造成错位。

（2）颈部肌肉在外力作用下突然受到过度被动牵拉，包括肌肉的突然不协调主动收缩，可造成颈部肌肉急性牵拉伤，局部水肿、渗出，产生无菌性炎症。

（3）因关节的被动运动过于突然，范围过大，在关节错位的同时，常伴有相关韧带（寰椎横韧带、十字韧带、翼状韧带、棘上韧带）等的急性牵拉伤，局部水肿、渗出，产生无菌性炎症。

（4）外伤严重时，齿突可刺激寰椎横韧带后方的脊神经或脊髓，从而引起脊神经或脊髓的刺激与压迫症状(脊髓挥鞭样损伤)。

（三）临床表现

1. 多数人有明显、典型的外伤史

患者多自知，如遭遇汽车急刹车，玩跳床，蹦极，碰碰车，跌倒，颈部被别人牵拉、扳动过等等。部分患

者不能回忆起，有些人甚至在起床后即发现症状（系睡眠翻身时或穿衣时动作失调等引起)。

2. **颈部疼痛**

伤后即出现，逐渐加重，痛位局限，以枕突下为主。受牵连的软组织包括棘上韧带、翼状韧带、寰椎十字韧带等；病情较重时可出现乳突下、颈旁疼痛，提示头颈夹肌及竖脊肌等被牵及，呈现急性颈肌扭挫伤症状。在遭遇颠簸、震荡时通常引起症状加剧。

3. **压痛点**

明显而局限，多数只位于枕突下第一、二椎之间(风府穴)，偶尔可涉及乳突下（风池穴)。伴颈肌损伤明显时，可出现相应压痛点（阿是穴)。

4. **功能活动受限**

患者多因怕疼而不敢活动颈部，从而出现颈僵姿势。实际上，患者前屈、后仰及左右侧屈运动多无碍，仅是左右环转运动不能完成（不能作向左或向右看齐动作)，且多为单侧，此乃寰枢椎半脱位典型体征之一。患者常以腰部旋转来代替颈部运动。走路多较轻微，怕震动。

5. **外伤严重时**

可出现单或双侧上肢麻木、疼痛、窜痛等脊神经受刺激症状，即临床之“脊髓挥鞭样损伤”。疼痛多为灼痛或刺痛，从颈部放射至手指，活动颈部时症状更明显，因受累的神经干不同，放射痛涉及的手指亦不同，如尺神经受刺激时多放射至第四、五指，而桡神经受刺激时则多放射至手背桡侧。活动上肢时，症状不能减轻，有时反而会加重，患者上肢因此喜置于功能位。因为活动颈部及震动可导致症状加剧，因此患者多出现走路轻、上下楼梯小心翼翼、头颈僵直不动（如顶水盆一般）特征。否则均可使疼痛、麻木等症状加剧。外力再大时，有可能出现脊髓损伤甚至脊髓断裂（患者出现瘫痪、病理反射阳性等）。

6. **体征**

叩顶试验（+），颈椎压迫试验（+），臂丛神经牵拉试验（+）（因患者症状、体征均已很典型，故多省略不作，以免加剧损害）。

7. **颈椎X片**

侧位片：可见寰椎前弓后缘与枢椎齿突前壁间隙改变。

张口位片：可见环齿、寰枢间隙不等宽。

外伤较重时必须照，以除外齿突骨折等病变。

此种征象在急性头、颈部肌肉损伤时亦可出现，系一侧头、颈部肌肉紧张、痉挛，牵拉寰椎位移而引起。两症在临床上应注意鉴别（压痛点明显不同，一在风府穴，关节位置；另一在肌肉附着处，大椎穴附近）。

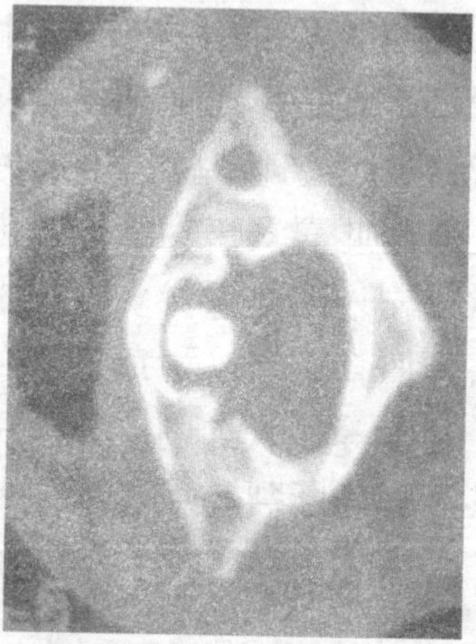

图 3－1　正常寰枢关节 X 线

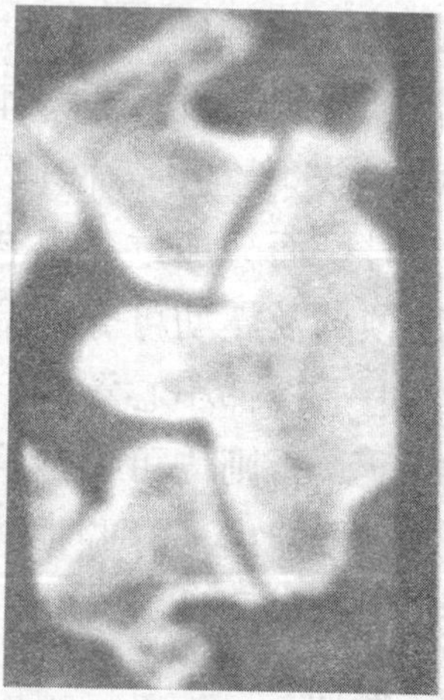

图 3－2　寰枢关节半脱位 X 片

（四）治疗

1. 手法治疗

寰枢椎半脱位的治疗若以功能活动恢复为标准，一次可治愈；若以疼痛完全消失为标准，则与颈肌急性扭挫伤无异。若伴有脊髓挥鞭样损伤者，治愈的时间应视损伤的程度而论。

（1）颈后痛点指揉法

2～3 分钟，手法轻柔和缓，以患者感觉酸胀、舒适为度，使紧张、痉挛的肌肉、韧带放松即可，不必要过长时间施术，以免加重软组织损伤。操作时，患者取坐位或仰卧位均可，一般以仰卧位为佳。医者施术时，应注意固定患者头颅，以免头颈晃动而加剧刺激。

（2）仰卧位平伸牵引扳法

左右各1次，先患侧后健侧，或只作患侧，目的在于纠正错位。

颈椎仰卧位平伸牵引扳法：患者仰卧，头伸出床外。一助手面对患者立于床侧，双手固定患者双肩。医者面对患者头顶而坐，一手前勾患者下颌，另一手扶持后枕部。医、助相对用力，牵引患者颈部（注意头颈部纵轴应与胸腹部纵轴平行），在保持足够牵引力下，使颈部完成左右环转运动，即可听到关节复位的弹响声，没有声音亦可，关节复位。

在作环转运动时，患者的头颈部纵轴与胸腹部纵轴必须始终保持一致且平行，头颈既不能前屈、后仰，亦不可左右侧屈，否则运动均由寰枕关节及下位椎体共同完成。只有环转运动才发生在寰枢关节，要纠正寰枢、环齿关节错位，必须使运动发生在寰枢、环齿关节才行。

(3) 颈部肌肉、韧带放松

多选用指揉法、拿法、散法等，5分钟左右，加快局部血液循环，促进炎性反应物的消散、吸收。

若外伤较重，伴有上肢麻木、疼痛、放射痛等脊髓挥鞭样损伤症状者，参考颈椎病（神经根型治疗）。

2. 颈椎固定

3日内尽量避免颈部剧烈运动，以利炎性充血、水肿的吸收及消散。

3. 药物治疗

可内服七厘胶囊、云南白药、回生第一丹等中成药或扶他林、氨糖美辛等消炎镇痛类西药。

三、胸廓出口综合征

（一）概述

胸廓出口综合征，包括“颈肋综合征”，“斜角肌综合征”，“胸小肌综合征”，“肋锁综合征”，是指以臂丛神经，锁骨下动、静脉在胸廓出口处受压而引起的一组上肢证候群。亦称“胸廓上口综合征”。

胸廓出口亦叫胸廓上口，其上界为锁骨，下界为第一肋骨，其内侧端为肋锁关节，外侧端为中斜角肌。其中前斜角肌位此空隙中，将此空隙分为内、外两部分，外侧为前、中斜角肌间隙，内有臂丛神经、锁骨下动脉通过；前斜角肌与肋骨之间的空隙，有锁骨下静脉通过。

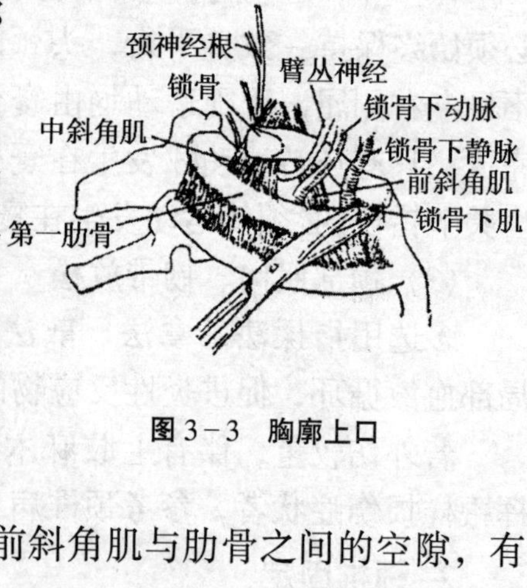

图 3-3　胸廓上口

（二）病因病理

1. 先天因素

如颈肋，第七颈椎横突过长，前、中斜角肌解剖学变异等，都可造成臂丛神经及锁骨下动脉受到摩擦、挤压而致病。

因颈肋过长引起者又称“颈肋综合征”（见图 3-4）。

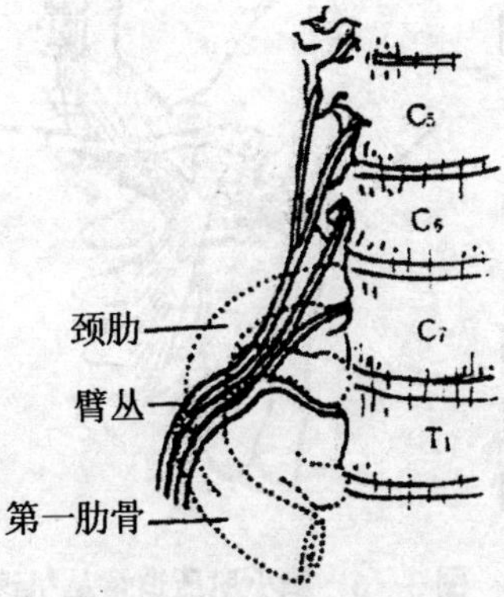

图 3-4 颈肋压迫臂丛

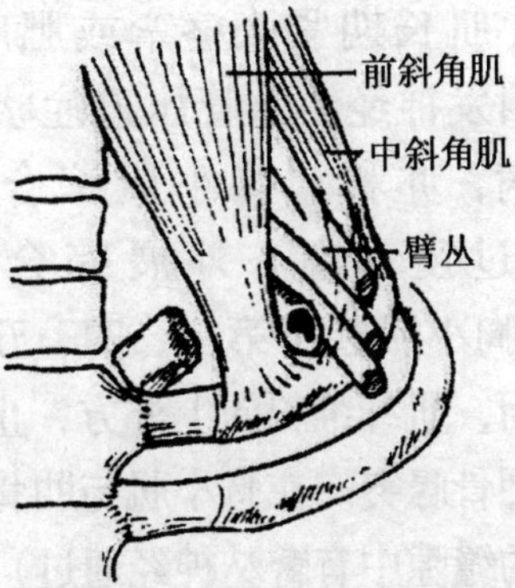

图 3-5 斜角肌压迫臂丛

因斜角肌变异引起者亦称“斜角肌综合征”(见图3-5)。

2. **骨折畸形愈合引起**

锁骨骨折后畸形愈合,或骨痂过厚,或周围软组织肥厚,或锁骨上下移动较大,使肋锁间隙变小,造成臂丛神经及锁骨下动脉受到压迫而致。亦称“肋锁综合征”。

3. **斜角肌损伤引起**

前、中斜角肌损伤痉挛或肥厚，可造成斜角肌间隙变小，挤压臂丛神经及锁骨下动脉而引发症状亦称“斜角肌损伤综合征”，临床最常见。

4. **胸小肌损伤引起**

上臂外展时，胸小肌紧张，将臂丛神经及锁骨下动、静脉挤压在胸壁上，若胸小肌长期紧张痉挛或肥厚，则引发神经、血管压迫症状引致病，亦称“胸小肌综合征”、“过度（超）外展综合征”。(胸小肌起于第三、四、五肋前面，肌纤维斜向上外方，止于肩胛骨喙突。在胸小肌与肋骨之间的缝隙中有臂丛神经通过)

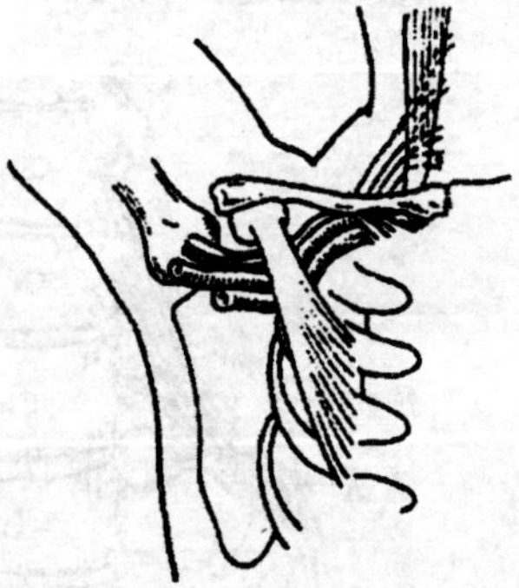

图 3-6　胸小肌压迫臂丛机理

5. **肩部下垂引起**

年老体弱或经常提携重物，造成肩胛骨下垂，锁骨亦随之下降，靠近第一肋，导致肋锁间隙变窄，挤压臂丛神经及锁骨下动脉静脉而引发症状。亦称“肋锁综合征”（见图 3-7）。

（三）临床表现

本病以女性多见，30 岁左右发病，常见于用力多的一侧。

（1）患肢的臂丛神经受刺激症状

主要表现为肩、臂、手的麻木、疼痛，并有过电样放射感；常伴乏力、酸胀、感觉迟钝。疼痛的性质多为刺痛或灼痛，始于锁骨下窝止于手指（多不涉及颈部）。

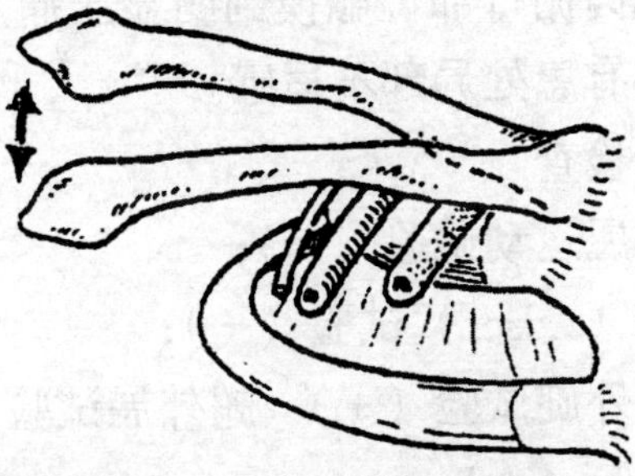

图 3-7　肋锁间隙变小压迫臂丛

因为受压神经干不同，放射痛的范围也不一致，临床上以尺神经受压最多见（第四、五手指）。病久不愈，可出现相应神经支配区的肌肉萎缩、力量下降，表现出摸物易碰倒、持物易坠落的临床现象。

此臂丛神经受压症状与颈椎病神经根型无异，不同点在于本症的压迫部位在胸廓上口的神经干上，而颈椎病的压迫点位于椎间孔神经根上。此为干性受压，彼为根性受压。

（2）患肢血管受压症状

主要表现为患肢发凉、怕冷、温度降低、肤色苍白（此为动脉受压）；严重时可出现患肢青紫、肿胀（此为静脉受压明显）。触摸患侧桡动脉，可发现其搏动减弱或消失。测试患侧肱动脉，可发现患侧收缩压较健侧低15～20mmHg，有人甚至出现患肢测不出血压。

（3）痛点及阳性反应物

因斜角肌、胸小肌损伤或紧张痉挛及肥厚等原因引起者，可在肌肉循行部位触摸到明显压痛点或阳性反应物。患者亦多有患处局部不适感。

（4）特殊检查

①举臂外展运动试验（+）；

②爱迪森（Adsen）试验（+）；

③肩外展外旋试验（+）（超外展试验）；

④挺胸试验（+）；

⑤肱二头肌反射及肱三头肌反射减弱或消失；

⑥X 片（颈椎正位片），有助于确诊是否有颈肋、第七颈椎横突过长、锁肋骨畸形等。

（四）治疗

1. 手法治疗

手法治疗仅适用于因斜角肌、胸小肌损伤，或痉挛肥厚，压迫臂丛神经及锁骨下动、静脉而出现症状者，久治不愈及其他病因引起者，应考虑手术治疗。

（1）痛点及阳性反应物指揉法、捋顺法、弹拨法。手法轻重以患者能耐受为度，用以解除肌肉的紧张痉挛，松解粘连（行气活血、软坚散结）。多在斜角肌及胸小肌上施术。

（2）缺盆穴指揉法、弹拨法。10 分钟左右，以麻窜感直达手指端为佳，用以解除压迫，恢复神经及血管功能。

（3）患肢综合手法。以指揉、点按、弹拨法交替使用，腧穴以缺盆、极泉、臂臑、肘髎、曲池、小海、少海、手三里、内关、外关、列缺、合谷、八邪为主（侧重疼痛放射区域穴位）。配以上肢手三阴经、手三阳经捋顺法、五指捋顺法、牵指法。

（4）患肢提抖法。在上法基础上，医者双手分别从两侧握住患肢第2～5掌指关节，在患者完全放松配合下，作患肢外展外旋提抖运动，反复2～3遍。用以解除神经与周围软组织的粘连（主要是胸小肌）。

（5）颈椎扳法，左右各一次。采用前屈或后仰不定位扳法。用以解除斜角肌的紧张、痉挛，松解对神经的挤压及有可能的粘连。

2．药物治疗

以内服活血化瘀，通络止痛之剂为主，如独活寄生汤等，成药如天麻杜仲丸，疏风定痛丸，养血荣筋丸等。

3．局封治疗

5%利多卡因2ml+醋酸泼尼松龙0.5ml，穴位注射。

4．手术治疗